Dear T.C.: I feel this book as an expression of all the good achievements I have had in my scientific career, thanks to your lessons, constant support and encouragement you gave me as a graduate student.

Katia.

# BASES CIENTÍFICAS DE LA DROGADICCIÓN

EDICIONES UNIVERSIDAD CATÓLICA DE CHILE
Vicerrectoría de Comunicaciones y Educación Continua
Alameda 390, Santiago, Chile
editorialedicionesuc@uc.cl
www.edicionesuc.cl

**Bases científicas de la drogadicción**
María Estela Andrés Coke, José Antonio Fuentealba Evans,
Katia Gysling Caselli y Ramón Sotomayor-Zárate, editores


noviembre 2010
ISBN N° 978-956-14-1145-6

Primera edición
Diseño: Francisca Galilea R.
Impresor:
Andros

CIP - Pontificia Universidad Católica de Chile
Bases científicas de la drogadicción / María Estela Andrés
... [et al.], editores. --
Incluye bibliografía.
1. Trastornos relacionados con sustancias -- Prevención y
control. I. Andrés Coke, María Estela , ed.
2010 616.86+ ddc22 RCAA2

# BASES CIENTÍFICAS DE LA DROGADICCIÓN

María Estela Andrés
José Antonio Fuentealba
Katia Gysling
Ramón Sotomayor-Zárate
EDITORES

EDICIONES UC

Agradecemos a todas las personas e instituciones que contribuyeron al desarrollo de este libro.

A Paz Carreño, por su dedicación y decisión para impulsar y coordinar el proyecto del Fondo de Desarrollo de la Docencia (FONDEDOC, PUC) que culminó con el texto inicial de esta obra.

A Mariano Montenegro, por estimularnos a enseñar las bases científicas de la adicción y motivarnos a dictar el diplomado "Neurobiología de la Drogadicción".

A cada uno de nuestros ex-alumnos del Diplomado quienes, desde sus diversas disciplinas, nos han enseñado a traducir el conocimiento científico-básico en información relevante para sus experiencias profesionales.

A la Pontificia Universidad Católica de Chile, y en especial a Margarita Guarello, por su apoyo y excelente gestión de nuestras iniciativas en Educación Continua.

A la Iniciativa Científica Milenio, por el apoyo y estímulo que nos ha permitido consolidar nuestro Núcleo Científico "Estrés y Adicción" (NEDA).

Los editores

# Prólogo

La última década ha sido el escenario de un avance arrollador en el conocimiento de las bases científicas de la drogadicción. Este libro responde a un desafío hasta ahora pendiente: sistematizar e integrar esta gran cantidad de conocimiento para facilitar su comprensión y aplicación en los programas de prevención y tratamiento. Constituye entonces un gran aporte al diseño e implementación de las políticas públicas en materias de drogodependencia en Chile y en el mundo. Ofrece, tanto a los hacedores de políticas como a los clínicos que los ejecutan, una gran herramienta para entender el fenómeno de las adicciones a sustancias psicoactivas, y las estrategias necesarias para su efectivo tratamiento.

En el libro se detallan dos hitos científicos de gran relevancia. El primero demuestra que las drogas de abuso modifican las regiones del cerebro asociadas al placer y la motivación. El segundo nos ayuda a entender como el uso recreacional de las drogas puede llevar a la adicción, enfermedad crónica del cerebro, caracterizada por el uso compulsivo de drogas y una alta tasa de recaídas. Asimismo, se analizan los efectos de las drogas adictivas a nivel celular y molecular, y las estrategias farmacológicas que se usan hoy en la clínica para el manejo del adicto.

Los contenidos se entregan de forma clara y precisa, con una intención permanente de hacer entendible procesos complejos, y relacionar estrechamente las bases neurobiológicas con la clínica. Esta armonía entre teoría y práctica le otorga una gran utilidad como herramienta de trabajo para los equipos multidisciplinarios que abordan esta problemática. Asimismo, constituye un valioso texto de apoyo para enriquecer la formación de profesionales y técnicos, aportando a una capacitación continua de calidad de estos equipos. Con la generosa contribución de los autores de este texto, nos acercamos cada vez más a dar un servicio de calidad a los ciudadanos en esta temática, tanto en la prevención como en el tratamiento.

Dr. Mariano Montenegro
Psiquiatra

# Autores

ANDRÉS COKE, MARÍA ESTELA
Bioquímico. Doctor en Ciencias Biomédicas, Universidad de Chile. Profesor Asociado, Departamento de Biología Celular y Molecular, Facultad de Ciencias Biológicas, Pontificia Universidad Católica de Chile. Sub-Directora del Núcleo Milenio "Estrés y Adicción". Miembro del Centro de Estudios de Adicciones (CEDA-UC), Pontificia Universidad Católica de Chile.
mandres@bio.puc.cl

ARAYA GUTIÉRREZ, KATHERINE
Químico Farmacéutico, Magíster en Ciencias Biológicas. Pontificia Universidad Católica de Chile.
karaya@uc.cl

CANTILLANO ARCOS, VANESSA
Médico Psiquiatra. MSc en aspectos clínicos y públicos de la adicción, Universidad de Londres, Reino Unido. Miembro del Programa de Autocuidado en Drogas para Estudiantes Universitarios (PADEU-UC) y del Centro de Estudios de Adicciones (CEDA-UC), Pontificia Universidad Católica de Chile.
vacantil@uc.cl

CARREÑO PALACIOS, PAZ
Químico Farmacéutico. Doctor en Ciencias Biológicas, Universidad Complutense de Madrid, España. Coordinadora Ejecutiva del Centro de Estudios de Adicciones (CEDA-UC), Pontificia Universidad Católica de Chile.
pcarrenp@uc.cl

FUENTEALBA EVANS, JOSÉ ANTONIO
Químico Farmacéutico. Magíster en Bioquímica. Doctor en Ciencias Biológicas, Pontificia Universidad Católica de Chile. Profesor Asistente, Departamento de Farmacia, Facultad de Química, Pontificia Universidad Católica de Chile. Investigador del Núcleo Milenio "Estrés y Adicción" y Miembro del Centro de Estudios de Adicciones (CEDA-UC), Pontificia Universidad Católica de Chile.
jfuentea@uc.cl

GYSLING CASELLI, KATIA
Bioquímico. Doctor en Farmacología, Universidad de Saint Louis, Estados Unidos. Profesor Asociado, Departamento de Biología Celular y Molecular, Facultad de Ciencias Biológicas, Pontificia Universidad Católica de Chile. Directora del Centro de Estudios de Adicciones (CEDA-UC) y del Núcleo Milenio "Estrés y Adicción", Pontificia Universidad Católica de Chile.
kgysling@bio.puc.cl

SOTOMAYOR-ZÁRATE, RAMÓN
Químico Farmacéutico. Doctor en Farmacología, Universidad de Chile. Investigador del Núcleo Milenio "Estrés y Adicción", Pontificia Universidad Católica de Chile.
rsotomay@uc.cl

TORREALBA LÓPEZ, FERNANDO
Médico Cirujano. Postdoctorado en Neurociencias, Universidad de Chicago, Estados Unidos. Profesor Asociado, Departamento de Fisiología, Facultad de Ciencias Biológicas, Pontificia Universidad Católica de Chile. Investigador del Núcleo Milenio "Estrés y Adicción".
ftorrealba@bio.puc.cl

VALERIA AGUIRRE, CLAUDIO
Médico Psiquiatra, Universidad de Chile. Miembro del Grupo de Trabajo de Adicciones SONEPSYN (Sociedad de Neurología, Psiquiatría y Neurocirugía de Chile), y del Programa de Tratamiento de Adicciones COSAM de Maipú. Grupo AVERBIS (Déficit Atencional y Adicciones).
cvaleriaa@yahoo.com

# Índice

# Introducción

El uso de sustancias con potencial adictivo ha acompañado al ser humano a lo largo de su historia, sin embargo, la masificación y el tipo de consumo actual de éstas no tienen precedentes. Por otra parte, en los últimos años, el conocimiento de las bases neurobiológicas de la adicción ha aumentado significativamente, generando en los profesionales de la salud, científicos y la sociedad, el desafío de incorporar este conocimiento en programas de tratamiento y prevención más efectivos.

La adicción debe ser entendida como una enfermedad crónica del cerebro, que se caracteriza por la búsqueda e ingesta compulsiva de drogas a expensas de muchas otras actividades y a pesar de las consecuencias adversas que este consumo conlleva. Esta enfermedad involucra interacciones complejas entre la exposición repetida a las drogas y factores genéticos y ambientales.

El conocimiento actual sobre los efectos de las drogas de abuso evidencia que la adicción se genera en etapas sucesivas, es decir, se inicia con cambios transitorios en la funcionalidad cerebral, inducidos por la ingesta ocasional de drogas adictivas, los que a su vez generan modificaciones funcionales de mayor duración cuando el consumo se hace habitual y abusivo (cantidad y/o frecuencia). Finalmente, ocurren cambios estructurales y funcionales permanentes en regiones específicas del cerebro que determinan la alta incidencia de recaídas, característica medular de la adicción. Podemos afirmar que, en individuos susceptibles, el uso habitual de drogas de abuso como alcohol, cocaína, marihuana, nicotina y opiáceos genera cambios permanentes en el funcionamiento de las regiones del cerebro que regulan la interpretación y respuesta de un individuo a estímulos motivantes y la toma de decisiones frente a éstos. En otras palabras, el uso prolongado de drogas de abuso produce cambios en el cerebro que generan un deseo irrefrenable por volver a consumir en individuos susceptibles y, algo muy importante, una pérdida del valor emocional de ciertos objetos del ambiente.

Actualmente, no se cuenta con un tratamiento efectivo para revertir las transformaciones funcionales y estructurales que las drogas inducen en el cerebro. Sin embargo, se utilizan con cierta eficacia algunos tratamientos farmacológicos dirigidos a disminuir el deseo de consumir, facilitando de este modo la recuperación del control por parte del individuo. Las investigaciones demuestran que para la mayoría de los pacientes el mejor método para asegurar el éxito en el tratamiento de la adicción es una combinación de medicamentos, cuando los hay, con terapia cognitivo conductual. Además, es fundamental identificar y tratar posibles patologías psiquiátricas asociadas. Se puede lograr una recuperación sostenida y una vida sin abuso y/o dependencia de drogas usando enfoques diseñados específicamente para modificar el patrón de consumo de cada paciente conjuntamente con el abordaje de los problemas médicos, psiquiátricos y sociales que a menudo coexisten con la psicopatología adictiva

El éxito que se obtiene actualmente en el tratamiento de la adicción es similar al que se obtiene para otras enfermedades crónicas con recaídas, como la diabetes, el asma o las enfermedades del corazón. De manera parecida a otras enfermedades crónicas, es común que haya recaídas y que el paciente comience a usar drogas nuevamente. Sin embargo, esto no significa un fracaso, más bien constituye una señal de que se debe reinstaurar o ajustar el tratamiento o que es necesario un tratamiento alternativo para que la persona recobre su capacidad de control y se pueda rehabilitar.

Los científicos han desarrollado modelos animales de uso, abuso y dependencia de sustancias psicoactivas, lo que ha permitido estudiar mejor los mecanismos de acción de estas sustancias y los cambios permanentes que generan en el cerebro.

Este libro pretende entregar las bases neurobiológicas que subyacen en la drogadicción, revisando aspectos estructurales y funcionales del cerebro y haciendo énfasis en los paradigmas experimentales que nos permiten entender mejor el funcionamiento básico de las neuronas y de los circuitos cerebrales involucrados en la patología adictiva.

CAPÍTULO 1

# Organización anatómica y funcional del sistema nervioso central

**Fernando Torrealba**

## UNA VISIÓN GENERAL DE LA ORGANIZACIÓN FUNCIONAL DEL CEREBRO

La conducta de los animales y la búsqueda de su sustento, y el cerebro de los vertebrados son magníficos ejemplos del conjunto de adaptaciones que el proceso evolutivo proveyó para mejorar las probabilidades de sobrevida del individuo y de la mejor transmisión de sus genes a las generaciones siguientes [1]. La creciente riqueza conductual, que es una consecuencia del mayor tamaño y conectividad cerebral, provee de más soluciones para los problemas que enfrentan los individuos en su interacción con el medio. No parece aventurado por lo tanto afirmar que el desarrollo evolutivo del cerebro es una consecuencia de la necesidad de adaptarse a las presiones del ambiente, y que la función principal del sistema nervioso sería la de proveer un repertorio cada vez más amplio de respuestas conductuales que permitan satisfacer las necesidades de preservación colectiva e individual. Desde esta perspectiva resulta iluminador mirar el cerebro como una estructura que favorece justamente la preservación, generando y organizando las conductas motivadas, que son aquellas más complejas y abarcadoras y que tienen una incidencia más directa en la protección individual y colectiva.

## LA CORTEZA CEREBRAL Y EL TÁLAMO

La corteza cerebral –que incluye cortezas más primitivas como el hipocampo y la corteza piriforme (de naturaleza olfatoria), formadas por tres capas de neuronas y sus procesos– y la neocorteza –formada por seis capas y que en mamíferos es la corteza más grande– constituyen la superestructura que da cuenta del grado más alto del funcionamiento conductual y de la conciencia. La neocorteza está íntimamente ligada, evolutiva y funcionalmente, con el tálamo, que es un conjunto de núcleos que representa la puerta de entrada de información a la neocorteza. Cada núcleo del tálamo se conecta recíprocamente con una o varias áreas corticales específicas, de modo que hay núcleos talámicos visuales, gustatorios, auditivos, motores, etc, en correspondencia con cortezas visuales, gustatorias, auditivas, motoras.

Toda la información sensorial, tanto del mundo externo como del mundo interior, que es nuestro cuerpo, arriba a la corteza cerebral a través de los núcleos talámicos correspondientes. Las áreas corticales que reciben información sensorial en forma más directa se denominan cortezas sensoriales primarias. En cada una de estas áreas cerebrales se procesa sólo un tipo o modalidad de información sensorial, por ejemplo, solamente auditiva. Estas cortezas primarias tienen en la actividad de sus neuronas la representación sensorial menos elaborada, de modo que si se estimulan, por ejemplo eléctricamente, las percepciones resultantes son amorfas, como ocurre con los fosfenos (o estrellitas), que todos hemos visto como resultado de un golpe en un ojo.

Sin embargo, del mundo nos interesa distinguir objetos o acciones reconocibles no por uno, sino por varios sentidos. Un perro podemos reconocerlo tanto por su manera de caminar, por su olor, como al tocarlo, y por supuesto visual y auditivamente. Este reconocimiento de objetos es la función de la representación que de ellos existe, y que se va recreando con nuestra experiencia, en las cortezas sensoriales de asociación. Hay cortezas de asociación de dos tipos: las de asociación unimodal, donde las distintas propiedades, por ejemplo visuales, de los objetos se representan en forma relativamente segregada. Así, existen áreas visuales en la corteza occipital y temporal caudal que contienen la propiedad "color", o la de movimiento, o la de profundidad (o 3-D) que le adjudicamos a un objeto. El daño a una de esas áreas nos hace perder solamente aquella propiedad allí representada, y que en clínica corresponde a las agnosias (visuales en este caso). Podemos perder la percepción solamente del color de los objetos, o la percepción de movimiento de los objetos, sin perder la capacidad de identificar a esos objetos visuales.

En un nivel más alto en la jerarquía del procesamiento perceptual están las áreas de asociación multimodales, en las que converge información neuronal desde las áreas de asociación unimodales para producir representaciones más completas de los objetos, de modo que esta representación es relativamente independiente de una modalidad sensorial. Existen tres áreas de asociación multimodales en la corteza cerebral de los mamíferos: la primera se ubica en la corteza parietal, donde se representa en forma más o menos abstracta el espacio y las propiedades espaciales de los objetos. Ésta se ha denominado la vía del dónde, y lesiones en esta región producen variados síndromes, como por ejemplo la negligencia, que se traduce en que los pacientes carecen de una representación o idea del espacio contralateral a la lesión. En la parte más anterior del lóbulo temporal se localiza la segunda corteza de asociación multimodal, que tiene que ver con el qué de los objetos. Lesiones en esta región pueden llevar a perder la capacidad de identificar una variedad de objetos, lo que en clínica se denomina demencia semántica. La tercera y más compleja área de asociación multimodal corresponde a la parte de la corteza prefrontal, también denominada la corteza ejecutiva, por sus funciones en la toma de decisiones, organización de planes de acción y de estrategias, evaluación de prioridades según las necesidades; de ahí que la corteza prefrontal es clave en decidir cuáles de las múltiples recompensas y/o estímulos aversivos tiene mayor relevancia para la sobrevida y para diseñar maneras de obtenerlas (o evitarlas). Aquí es donde queda más claro el papel de esta corteza en el caso del consumo de drogas, dado que, como veremos más adelante, en las adicciones, las sustancias adictivas evocan una respuesta emocional de intensidad tal que hace dificil o imposible la toma de decisiones. La corteza prefrontal es la región donde mejor se entiende el papel del cerebro respecto a orquestar conductas motivadas.

La corteza prefrontal es un conjunto de áreas corticales que forman el nivel jerárquico más alto de todo el cerebro de los mamíferos, y que en el humano actual, el *Homo sapiens sapiens*, alcanza su máximo desarrollo y conectividad en comparación con otros mamíferos. El conjunto de las áreas que forman la corteza prefrontal está recíprocamente conectado con el núcleo medio-dorsal del tálamo, el cual es un prominente núcleo en humanos, que está relacionado con el gran tamaño relativo (30% de la superficie cortical total) de la corteza prefrontal en los humanos y la proporcionalidad más o menos constante entre un núcleo del tálamo y su área cortical correspondiente.

Lesiones en la corteza prefrontal producen el llamado síndrome del lóbulo frontal [2], que se caracteriza por cambios de personalidad, perseverancia, impulsividad, falta de iniciativa, y una inercia hacia el cumplimiento de reglas y normas sociales que, junto a una inhabilidad en la ejecución de planes y estrategias, llevan a un pobre desenvolvimiento social. Nauta [2] interpretó este síndrome del lóbulo frontal como una consecuencia de la pérdida de la organización sensorial-efectora, involucrada tanto en los mecanismos del procesamiento perceptual como en la programación conductual (control ejecutivo). Es importante notar que las lesiones frontales tempranas en el desarrollo humano, antes de los 16 meses de vida, producen trastornos aun más serios en el desenvolvimiento social y moral del individuo que aquellos que son el resultado de una lesión en la edad adulta; se piensa que ello es en parte la consecuencia de que las lesiones muy tempranas impidan adquirir reglas formales de conducta ética. Por su parte, los adultos lesionados tardíamente ya conocían esas reglas, pero son incapaces de seguirlas después de la lesión frontal [3].

La actividad neuronal de las distintas regiones de la corteza prefrontal organiza la conducta a través de sus conexiones axonales sobre áreas corticales motoras, las cuales implementan los planes y designios generados por esta corteza ejecutiva. También las cortezas prefrontales modulan la actividad de las cortezas sensoriales dirigiendo la atención hacia los eventos sensoriales que son relevantes para los planes y tareas que genera esta corteza ejecutiva. De esta manera, el lóbulo frontal ocupa una posición privilegiada en términos anatómicos para implementar su papel como "cerebro ejecutivo". Esta corteza recibe información de todas las modalidades sensoriales y es probablemente el único lugar del cerebro donde tal fenómeno ocurre; se conecta con áreas corticales premotoras y con regiones límbicas. La complejidad de las funciones de la corteza prefrontal también se manifiesta a nivel celular, ya que las neuronas piramidales en esta corteza tienen 23 veces más espinas dendríticas (y por lo tanto sinapsis excitadoras) que las neuronas piramidales de cortezas sensoriales.

En lo que respecta al lóbulo frontal en primates, humanos y no-humanos, éste ha sido subdividido en tres regiones o redes: una red dorsolateral de carácter cognitivo, una red orbital de carácter emotivo y una red medial de carácter visceral-motor.

La región dorsolateral del lóbulo frontal recibe información sensorial altamente elaborada desde áreas corticales de asociación, localizadas en las cortezas parietal, occipital y temporal, así como información olfatoria, interoceptiva y gustatoria desde las regiones laterales ventrales y orbitales de la corteza insular-opercular. Además, la corteza dorsolateral recibe información, en parte mnemónica, desde la amígdala basal. A su vez, las cortezas dorsolaterales envían información a las regiones dorsales ("cognitivas") de los ganglios basales, a las cortezas premotoras y a las cortezas de asociación sensoriales. Las conexiones de vuelta de la corteza frontal hacia área corticales más caudales implementan mecanismos de atención.

La red orbital procesa el valor afectivo de los objetos, incluyendo información convergente gustatoria, olfativa y somestésica que en conjunto sirve para reconocer objetos comestibles, y su valor actual como recompensa. La saliencia relativa de los objetos recompensantes, que determina cuál o cuales serán buscados o evitados, se procesa en la red orbital en constante interacción con el complejo amigdaloideo y la formación hipocampal. En esta revisión nos concentraremos en la red medial de la corteza prefrontal.

La red medial comprende las cortezas cingulada anterior (Brodmann 9 y 24b), prelímbica (Brodmann 32) e infralímbica (Brodmann 25), que son cortezas con claras homologías entre primates y ratas. Además, en primates está el área 10m en el extremo rostral de la corteza prefrontal medial, un área en que se desconoce si hay un homólogo en ratas.

La red medial de la corteza prefrontal recibe abundante información interoceptiva de estructuras corticales y subcorticales como el núcleo del tracto solitario, el núcleo parabraquial, el área hipotalámica lateral, el núcleo paraventricular del tálamo y la corteza insular, lo que permite que el lóbulo frontal pueda monitorear el estado fisiológico del individuo, incluyendo información nociceptiva. Las conexiones descendentes de las cortezas prefrontales mediales definen su carácter de cortezas visceromotoras y, según estudios más recientes, las identifican como cortezas que controlan los núcleos del alerta.

Las cortezas de la red medial, y particularmente la corteza infralímbica o área 25 de Brodmann en humanos, envían fuertes conexiones a los distintos núcleos hipotalámicos, al núcleo parabraquial del puente, y a los núcleos premotores autonómicos localizados en el bulbo y médula espinal, y por medio de estas conexiones la red medial orquesta las respuestas vegetativas y endocrinas necesarias para el normal despliegue conductual, contribuyendo de manera importante a la expresión emocional. La corteza prefrontal entonces controla el funcionamiento del cuerpo, preparándolo en forma anticipada para las tareas que se están implementando [4]. Este control de la fisiología lo ejerce la corteza prefrontal a través de las conexiones descendentes desde la capa V del área 25 de Brodmann sobre regiones hipotalámicas y del tronco encefálico que manejan más directamente al sistema motor autonómico (sistemas simpático y parasimpático) y a los efectores endocrinos. Por ejemplo, antes de emprender una tarea como la búsqueda de alimento ocurre un aumento importante, obviamente anticipatorio, de temperatura corporal, de frecuencia cardiaca y, en general, de la actividad simpática.

La corteza infralímbica controla no solamente la activación de la economía corporal, sino que también influye directamente en la activación del propio cerebro a través de sus conexiones axonales sobre los núcleos de vigilia (o de alerta), de modo que la corteza prefrontal efectúa el necesario aumento de la vigilia que caracteriza las conductas motivadas.

## EL SISTEMA ASCENDENTE ACTIVANTE

Los núcleos de vigilia que forman en su conjunto el sistema ascendente activante reciben, principalmente, conexiones descendentes desde la corteza infralímbica. Los núcleos de la vigilia son:

- El locus Coeruleus, localizado en la porción más anterior del puente de Varolio, y que está formado por neuronas noradrenérgicas.
- Los núcleos del Rafe, situados en la línea media del puente y tegmento (o mesencéfalo), cuyas neuronas sintetizan y liberan serotonina.
- Los núcleos colinérgicos del tegmento y del cerebro basal anterior.
- El núcleo tuberomamilar, ubicado en el hipotálamo ventral y caudal, y que constituye la única fuente de histamina neuronal en el cerebro. Es un núcleo

clave en el aumento de alerta que caracteriza a la fase apetitiva de las conductas motivadas.

- Las neuronas que sintetizan y liberan el neuropéptido orexina (o hipocretina) y que se localizan exclusivamente en el hipotálamo lateral.

Todos estos núcleos de vigilia inervan amplias extensiones del cerebro a través de arborizaciones axonales muy extensas, cuya mantención requiere una poderosa maquinaria sintética; de ahí que todas las neuronas de los núcleos de vigilia tengan un cuerpo celular de gran tamaño, es decir, son núcleos formados por neuronas magnocelulares. Todos estos núcleos están mucho más activos durante la vigilia que durante el sueño de ondas lentas (o sueño NREM), y están completamente inactivos durante el sueño rápido (o sueño REM), con la notable excepción de los núcleos colinérgicos, que están activos tanto en la vigilia como en el sueño REM. Esta alta actividad colinérgica durante el estado de sueño REM, donde ocurren los sueños de contenido más complejos y bizarros, produce una inactivación de las redes dorsolaterales de la corteza prefrontal y una activación de algunas cortezas de la red medial. Se piensa que ello disocia la función cognitiva, que es lo que define la función de la corteza dorsolateral a la vez que desinhibe a regiones límbicas (relacionadas con los sentimientos y emociones) como la corteza cingulada, el hipocampo y la amígdala. Los núcleos de vigilia son esenciales en una variedad de aprendizajes, no sólo porque justamente los aprendizajes ocurren en ese estado de funcionamiento cerebral, sino también porque los neurotransmisores excitadores que estas neuronas liberan refuerzan las sinapsis de aquellos circuitos que se activan preferencialmente durante las distintas formas de aprendizaje (memoria motora, memoria emocional, memoria declarativa, etc.).

Es debatible si el área tegmental ventral es parte de los núcleos de vigilia porque no tiene efectos tan claros en modular las transiciones de sueño a vigilia, ni es especialmente potente para promover la vigilia. Tampoco la distribución de los terminales axonales dopaminérgicos que se originan del área tegmental ventral tienen la amplia distribución en el cerebro que sí tienen los terminales axonales de los núcleos de vigilia clásicos, y por lo tanto su efecto sobre el tálamo y la corteza –que en último término son las neuronas cuya actividad eléctrica es el correlato más cercano al estado de vigilia, o de sueño NREM o sueño

REM– no puede ser global. No obstante esto, y como se discute en el capítulo del circuito de la recompensa o de la motivación, la actividad neuronal del área tegmental ventral es clave para reforzar aprendizajes relacionados con obtención de recompensas o evitación de peligros.

## EL SISTEMA SENSORIAL INTEROCEPTIVO

Para la adecuada toma de decisiones que se realiza gracias a la actividad de la corteza prefrontal y que representa una etapa crítica de las conductas motivadas, parece lógico que esta región cortical tenga acceso a información respecto a las necesidades del individuo. De esta manera, se haría posible la determinación de cuáles de todas las recompensas y/o estímulos asociados a placer es aquella que mejor satisfacerá dichas necesidades. Nuestro cerebro continuamente está recibiendo información proveniente de una gran variedad de receptores que monitorean procesos y estados fisiológicos de nuestro cuerpo (Figura 1). Este monitoreo constituye la base de la percepción consciente de sensaciones somáticas, tales como calor, frío, dolor, prurito, cansancio muscular, o de sensaciones menos bien definidas que se originan de las vísceras, como malestar gastrointestinal, sensación de falta de aire, entre muchísimas otras. La percepción consciente originada de estos receptores es denominada *interocepción*, y nace de la interacción del tálamo interoceptivo con la corteza insular, como es el caso general para todas las modalidades sensoriales [5]. La activación de algún interoceptor generalmente elicita respuestas conductuales destinadas a corregir un déficit en la fisiología del cuerpo y/o resolver el problema que causó la estimulación interoceptiva amenazante. Esta relación tan constante entre señales sensoriales y acción es una gran diferencia funcional entre el sistema interoceptivo y los sistemas sensoriales exteroceptivos que reconocen objetos o situaciones externas y que su estimulación no necesariamente lleva a realizar acciones o conductas más complejas.

La vía interoceptiva está muy conservada a lo largo de la filogenia de mamíferos, como lo indican los estudios en humanos, monos y ratas. Los receptores del sistema interoceptivo son fibras sensoriales de pequeño diámetro, mayoritariamente axones amielínicos que inervan prácticamente todos los tejidos del cuerpo. Los cuerpos neuronales de estos interoceptores residen en ganglios craneanos parasimpáticos o en ganglios de la raíz dorsal. Los receptores que inervan vísceras proyectan su axón central al núcleo del tracto solitario del bulbo raquídeo. Ejemplos de estos interoceptores son aquellos que detectan la distensión del estómago, o de los pulmones o de la vejiga urinaria. Los interoceptores que inervan piel, músculos y tejidos asociados conectan con neuronas de la lámina I de la médula espinal y del núcleo espinal del trigémino. Ellos son los receptores de frío, de calor, de dolor, de prurito, de fatiga muscular (sensibles al ácido láctico, etc.). Además, el sistema interoceptivo monitorea variables bioquímicas y señales hormonales, en parte porque algunas de sus neuronas son sensibles a sustancias-señal que atraviesan la barrera hematoencefálica; por ejemplo, neuronas del núcleo del tracto solitario responden a glucosa, y en parte, porque los órganos circunventriculares, como el área postrema, al tener una débil barrera hematoencefálica, pueden detectar niveles hormonales circulantes que pueden constituir señales desde el cuerpo. Por ejemplo, la colecistoquinina que se libera desde el duodeno cuando le llega alimento, y cuyos niveles plasmáticos por lo tanto aumentan al comer, es una importante señal de saciedad.

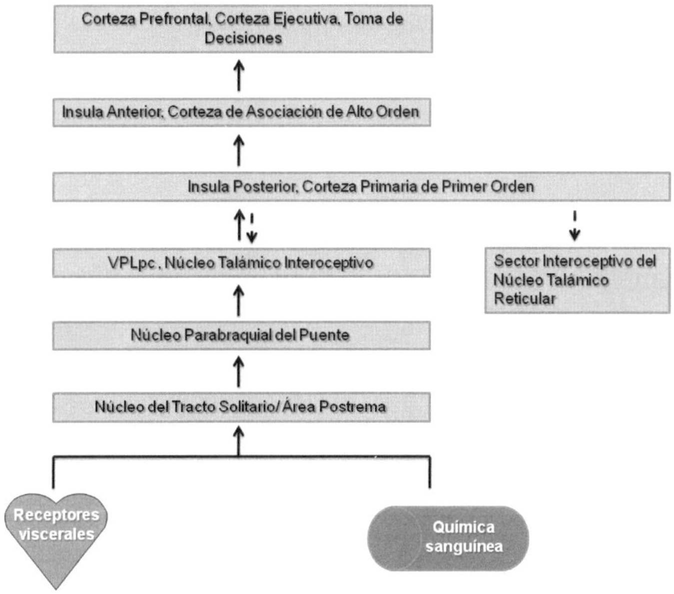


**Figura 1.** Esquema del sistema interoceptivo y su conexión con la corteza prefrontal

Como en todo sistema sensorial, las neuronas interoceptivas centrales (del núcleo del tracto solitario o de la lámina 1 de la médula espinal) participan de arcos reflejos al conectar con neuronas premotoras de la formación reticular y de vías ascendentes sensoriales que originan percepción consciente. Aproximadamente, la mitad de las neuronas del complejo núcleo del tracto solitario/área postrema envían conexiones ascendentes excitadoras al núcleo parabraquial del puente. Las neuronas del núcleo parabraquial proyectan axones al núcleo talámico interoceptivo del lado opuesto, denominado núcleo ventroposterolateral parvocelular, de allí, la información interoceptiva asciende directamente a la corteza insular posterior, que se denomina la corteza interoceptiva primaria. La región anterior de la corteza insular, que se activa durante las respuestas emocionales, que son respuestas interoceptivas más complejas, recibe información desde la ínsula posterior, la reprocesa y a su vez señaliza a regiones del cerebro ejecutivo como la corteza órbitofrontal, la corteza infralímbica y la corteza cingulada anterior a través de fuertes proyecciones axonales. Esta información interoceptiva, que en el fondo alude a las necesidades del cuerpo para mantener la constancia homeostática a través de acciones conductuales y de las respuestas emocionales relacionadas directamente con la obtención de recompensas o la evitación de peligro, es información esencial para la toma de decisiones en la corteza prefrontal.

## LOS GANGLIOS BASALES

La ejecución de conductas complejas, que deben realizarse periódicamente, como por ejemplo la búsqueda de comida en un medio no bien conocido y potencialmente peligroso implica la generación de planes, estrategias y patrones de actividad motora que se descomponen en muchas subrutinas motoras: caminar, doblar hacia la izquierda al llegar a un lugar reconocible, luego correr hasta otro lugar protegido que además sirve para señalar por dónde seguir, tal vez en la dirección por donde se escucha correr un arroyo, lugar en que finalmente es probable encontrar alimento. Durante las primeras veces que el individuo realiza esta conducta, la corteza prefrontal activa preferencialmente las áreas corticales motoras y sensoriales relevantes para la ejecución de la tarea. La ejecución de las distintas rutinas que implementan las cortezas motoras en coordinación con la corteza prefrontal se lleva a cabo en permanente interacción con los ganglios basales con los cuales estas cortezas forman complejos circuitos funcionales. El cuerpo estriado (caudado y putamen) y el núcleo accumbens, a nivel de ganglios basales forman parte central de estos circuitos. Estas estructuras subcorticales reciben conexiones excitatorias, glutamatérgicas, desde el área cortical respectiva y envían proyecciones inhibitorias, GABAérgicas, a la región correspondiente del globos pallidus (también una estructura de los ganglios basales), cuyas neuronas, también GABAérgicas, proyectan a su vez a los núcleos talámicos que inervan a las cortezas motoras, y al núcleo talámico mediodorsal que inerva a la corteza prefrontal, cerrándose así estos circuitos de corteza –ganglios basales–, tálamo-corteza.

Cuando la ejecución de conductas complejas periódicamente repetidas se hace rutinaria producto de sucesivas repeticiones, se reduce la participación de la corteza prefrontal y aumenta proporcionalmente la contribución de los ganglios basales a la realización de esa conducta particular. Esta especie de relevo funcional, en que los ganglios de la base toman a su cargo actos motores o conductas de variada complejidad, se refleja también en que la formación de memorias de rutinas motoras, como por ejemplo seguir una ruta recorrida muchas veces para llegar al trabajo o la capacidad para tocar una secuencia de notas en un instrumento musical, dependen de la integridad funcional de los ganglios basales. En contraste, la memoria de episodios particulares, que sucedieron irrepetiblemente en un lugar y un momento determinado, reside en las cortezas cerebrales respectivas y, transitoriamente, en la formación hipocampal.

## EL HIPOTÁLAMO

El hipotálamo controla la actividad del sistema nervioso autónomo y la secreción de las glándulas endocrinas involucradas en la generación de respuestas complejas y coordinadas manejando de esta forma la acción de los numerosos sistemas fisiológicos de la economía corporal y manteniendo la estabilidad de los parámetros dentro de los cuales la vida individual y la reproducción son posibles. A su vez, el hipotálamo actúa bajo el control superior de la corteza prefrontal, particularmente la corteza infralímbica, la cual canaliza las acciones necesarias para que el cuerpo se prepare y actúe cuando lo requiera la conducta implementada por el conjunto de las diferentes regiones de la corteza prefrontal.

## EL TRONCO DEL ENCÉFALO

Finalmente, en esta visión global del cerebro y las conductas motivadas, nos referiremos brevemente al papel del tronco encefálico y la médula espinal. En estas regiones se encuentra una columna continua de neuronas denominadas propioespinales (presentes en la médula espinal) o bien neuronas propiobulbares o propiopontinas (que constituyen la formación reticular del tronco encefálico), que por sus conexiones entre sí y con neuronas más arriba en la jerarquía estructural del cerebro y más abajo, como son las neuronas motoras que inervan directamente a los músculos, forman lo que se denomina generadores de patrones de movimiento. Estos conjuntos de neuronas reticulares, llamadas así porque no forman núcleos propiamente tales, sino que se encuentran embebidas entre axones de paso, lo que les da el aspecto de red o reticular, están muy interconectadas y son directamente responsables de los llamados programas motores. Estos programas se llaman así en referencia metafórica a los programas computacionales por todos conocidos por sus acciones. Los programas que residen en la médula espinal son aquellos que generan el caminar, o el trote o la carrera en los animales terrestres, o el nadar en los vertebrados marinos. Los programas que residen en el tronco encefálico producen la respiración, o la masticación y la deglución, entre otras actividades motoras complejas y rítmicas. Los centros superiores de las cortezas motoras y promotoras, o su equivalente para otras funciones motoras iniciadas voluntariamente que corresponde al núcleo rojo en el mesencéfalo, activan y modulan estos programas motores de los generadores de patrones de movimiento. Por ejemplo, una estimulación eléctrica suave de los axones descendentes de esos centros superiores produce la caminata, pero si la intensidad de la estimulación aumenta, el animal ahora trota o galopa. Y así, la caminata, el trote y el correr, que son expresiones de la actividad de estos generadores subcorticales de patrones de movimiento, necesitan normalmente de la actividad motora descendente para su implementación según las necesidades y decisiones del animal.

## BIBLIOGRAFÍA

1. The Cambridge Encyclopedia of Human Evolution. Cambridge: Cambridge University Press, 1994.
2. Nauta WJ. The problem of the frontal lobe: a reinterpretation. J Psychiatr Res 1971; 8(3):167-87.
3. Anderson S.W., Bechara A, Damasio H, Tranel D, Damasio AR. Impairment of social and moral behavior related to early damage in human prefrontal cortex. Nat Neurosci 1999; 2(11):1032-7.
4. Valdés J, Torrealba F. La corteza prefrontal medial controla el alerta conductual y vegetativo. Implicancias en desórdenes de la conducta. Rev Chil Neuro-Psiquiat 2006; 44:195-204.
5. Contreras M, Ceric F, Torrealba F. The negative side of emotions: addiction to drugs of abuse. Rev Neurol 2008; 47(9):471-6.

CAPÍTULO 2

# Bases bioquímicas del funcionamiento del sistema nervioso central

**Paz Carreño**

## CONCEPTOS NEUROQUÍMICOS BÁSICOS

### La neurona

Corresponde a una célula especializada constituida por un cuerpo o soma celular que contiene el núcleo. Del soma surgen, por una parte, las *dendritas,* que corresponden a varias extensiones en torno al soma y que sirven como un centro de recepción de la neurona, y por otra, el cuerpo celular da origen al *axón,* una proyección tubular, que constituye la unidad conductora de la neurona. Hacia el final, el axón se divide en varias ramas más finas que tienen extremos especializados denominados terminales presinápticos.

La función correcta del Sistema Nervioso Central (SNC) depende de la conectividad de sus neuronas, las que constituyen la unidad anatómica y funcional del tejido nervioso, especializado en la recepción, integración y transmisión de las señales nerviosas [1].

### Potencial de membrana o de reposo

Las neuronas son células eléctricamente aisladas del medio extracelular debido a su membrana citoplasmática, la cual es, básicamente, impermeable al paso de los iones sodio ($Na^+$), potasio ($K^+$) y calcio ($Ca^{+2}$), y mantiene entre el interior y el exterior de la célula una diferencia en la concentración de aquellos, razón por la cual, el medio intracelular es más electronegativo que el extracelular. Lo anterior origina entre ambos lados de la membrana una diferencia de potencial de unos -70mV, denominada potencial de membrana o de reposo.

## Potencial de acción

La generación de un impulso nervioso en la neurona se produce por un cambio transitorio de la permeabilidad en la membrana permitiendo la entrada de iones $Na^+$ y $Ca^{+2}$ y la salida de $K^+$, lo que determina un cambio en la polaridad de la membrana (Figura 2). Cuando la despolarización inicial alcanza cierto umbral, se desencadena un potencial de acción, el que se transmite a lo largo del axón. El valor umbral del potencial varía pero, normalmente, está en torno a los +30 a +55 mV, lo que implica que la corriente de entrada de los iones sodio supera a la corriente de salida de los iones potasio. Posteriormente, producto de la apertura del canal de potasio dependiente de voltaje (retardado) y de la inactivación del canal de sodio, la región en donde se desencadenó el primer potencial de acción entra en una fase de repolarización, es decir, su potencial de membrana vuelve al estado de reposo.

Sin embargo, previo a alcanzar su potencial de reposo, la célula entra en un periodo refractario, en el cual su valor de potencial de membrana es levemente inferior al de reposo y por lo tanto no es capaz de responder a ningún estímulo, es decir, no puede desencadenar un nuevo potencial de acción [1]. Esto permite que la depolarización generada en un sitio de la membrana difunda a la vecina y que el impulso nervioso se transmita.

Una vez que el impulso nervioso llega al final del axón se transmite a otra neurona u órgano efector por medio de un contacto funcional denominado sinapsis, que constituye una entidad neuroanatómica especializada en permitir la comunicación entre el axón de una neurona y las dendritas de otra. En una sinapsis diferenciamos: la neurona presináptica, la postsináptica y el espacio o brecha sináptica.

Una neurona transmite información a otra dando lugar a circuitos o redes neuronales. Una neurona puede establecer sinapsis con un gran número de neuronas y a su vez puede recibir sinapsis de un elevado número de las mismas. Es posible distinguir dos tipos de sinapsis: sinapsis eléctricas y sinapsis químicas (Figura 3).

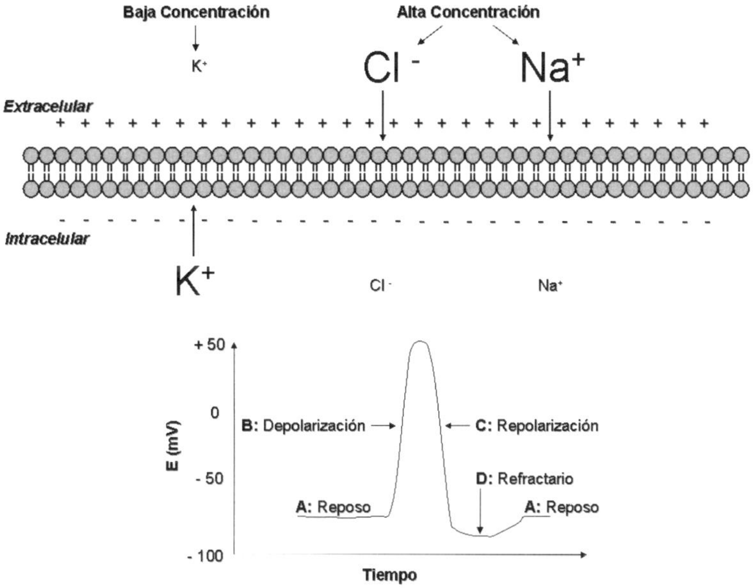


**Figura 2.** El potencial de acción

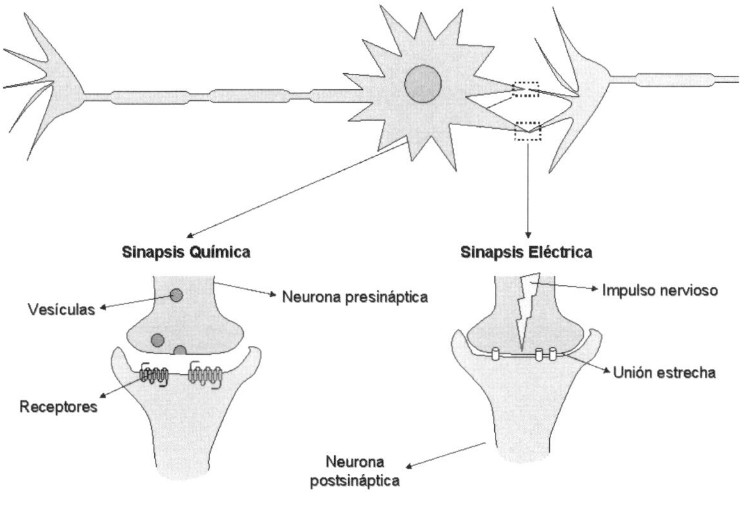


**Figura 3.** La sinapsis química y la sinapsis eléctrica

La sinapsis eléctrica es una estructura neuronal especializada que se forma al establecer contacto un terminal presináptico con la membrana de la neurona postsináptica, permitiendo el paso rápido de la información en forma de corriente eléctrica desde una neurona hacia la otra. En una sinapsis eléctrica las neuronas se encuentran a una distancia de 2-3 nm y la velocidad de transmisión es mucho más rápida que en una sinapsis química. En la sinapsis eléctrica el paso de iones de una célula a otra es facilitado por las uniones estrechas (*gap junctions*), las que corresponden a pequeños canales formados por el acoplamiento de conexones, constituidos a su vez por monómeros proteicos de conexinas. Los conexones existen en forma de hexámeros y constituyen un poro presente en la membrana de cada una de las células.

La sinapsis química se traduce como la llegada de un impulso nervioso o potencial de acción al terminal presináptico, lo que produce la apertura de los canales de $Ca^{+2}$ dependientes de voltaje, incrementando de este modo la concentración de $Ca^{+2}$ intracelular que induce la fusión de las vesículas presinápticas a la membrana celular y la consiguiente liberación de los neurotransmisores químicos al espacio sináptico (Figura 4).

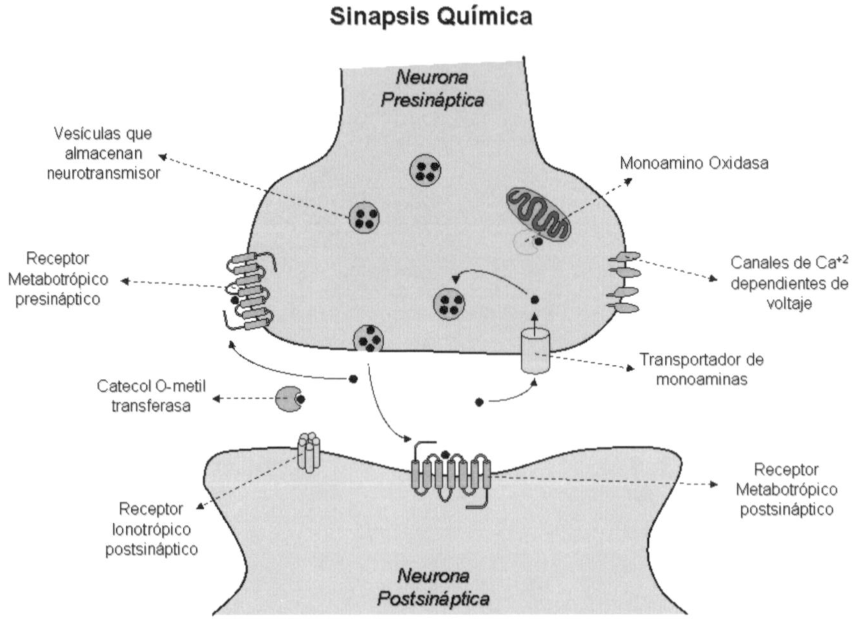


**Figura 4.** Componentes pre y post-sinápticos en la sinapsis química

Los neurotransmisores difunden y se unen a los receptores postsinápticos, lo que genera la apertura de los canales iónicos cercanos, haciendo que los iones fluyan hacia o desde el interior de la célula, cambiando de esta forma el potencial de membrana [1, 2]. Esto produce la activación (despolarización) o la inhibición (hiperpolarización) de la neurona postsináptica. Finalmente y para poner fin a la acción del neurotransmisor, éste es removido del espacio sináptico. Cabe señalar que en una sinapsis química, las células se encuentran a unos 20 nanómetros de distancia [1]. La velocidad de transmisión de la información nerviosa, a través de la sinapsis química, está determinada por la naturaleza o el tipo de receptores presentes en la neurona postsináptica. Se diferencian dos tipos de receptores para neurotransmisores:

- **Los receptores ionotrópicos**: *son de transmisión rápida (milisegundos) y forman un canal iónico.*
- **Los receptores metabotrópicos**: *son de transmisión lenta (segundos) y se acoplan a una proteína G.*

## RECEPTORES IONOTRÓPICOS

Existen tres tipos principales de canales iónicos en función del estímulo que desencadena su apertura: *los canales dependientes de voltaje* (se abren en función del potencial de membrana), *los canales iónicos activados por "strech"* (se abren o cierran dependiendo de la deformación mecánica de la membrana celular) y *los canales iónicos activados por ligando*, también denominados receptores ionotrópicos [1, 2].

Los receptores ionotrópicos son proteínas multiméricas especializadas en permitir el paso a través de ellas de uno o más iones [3]. Estos receptores están compuestos por un complejo de subunidades proteicas que se denominan con letras griegas (por ejemplo: $\alpha$, $\beta$, $\gamma$, $\delta$). Estas subunidades poseen un dominio externo de unión al ligando o neurotransmisor y forman el canal iónico que atraviesa la membrana (Figura 5) [4]. Como respuesta a la unión del ligando, los receptores ionotrópicos abren, transitoriamente, poros selectivos en la membrana lipídica en la que están insertos, permitiendo de este modo el movimiento pasivo de los iones pequeños de acuerdo a su gradiente electroquímico [1].

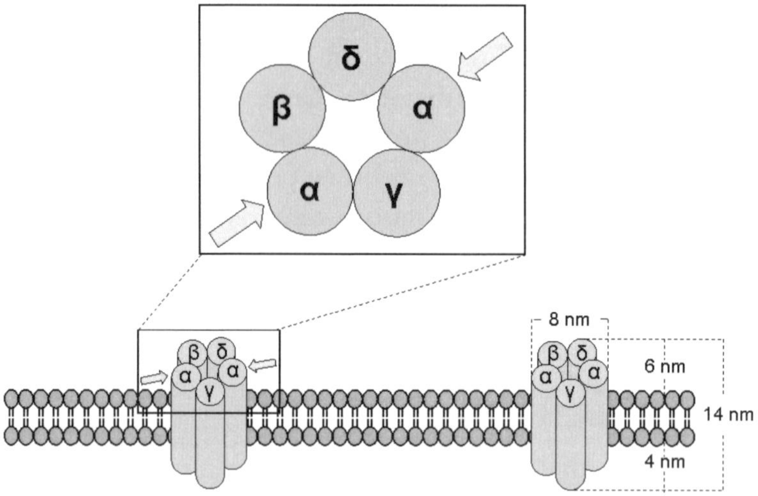


**Figura 5.** Receptores ionotrópicos

Este flujo de iones cambia el potencial de la membrana, afectando la actividad de los canales dependiente de voltaje y la conductividad eléctrica de la célula, pudiendo desencadenar un potencial de acción. El efecto directo sobre el canal iónico –característica de este tipo de receptores– contrasta con la acción indirecta de los receptores metabotrópicos, que utilizan segundos mensajeros [5].

Los receptores ionotrópicos pueden ser de naturaleza excitatoria o inhibitoria. Los primeros permiten el paso de iones con carga positiva, produciendo potenciales postsinápticos excitatorios, lo que implica despolarización de la membrana. Mientras que, los receptores ionotrópicos inhibitorios, permiten el paso de iones con carga negativa produciendo potenciales postsinápticos inhibitorios debido a la hiperpolarizanción de la membrana.

Dentro de los receptores ionotrópicos excitatorios podemos mencionar: los receptores nicotínicos neuronales, cuyo ligando endógeno es la acetilcolina (ACh); los receptores para glutamato y los receptores para serotonina tipo 3 (5-$HT_3R$). Dentro de los receptores ionotrópicos inhibitorios tenemos a los receptores para glicina y los receptores para el ácido gama-amino-butírico ($GABA_A$) [6]. Todos estos receptores median en el SNC transmisiones sinápticas rápidas, entre las células nerviosas y las células sensoriales o efectoras, donde ellos traducen la señal química de los terminales nerviosos [3].

## Receptores nicotínicos neuronales (nAchRs)

A partir de los estudios realizados en el órgano eléctrico del pez torpedo, se sabe que los nAChRs constituyen una familia de proteínas formada por cinco subunidades homólogas ordenadas simétricamente alrededor de un poro o canal iónico central [4, 7, 8]. Las subunidades neuronales que forman los nAChRs son del tipo α y β en combinaciones que incluyen α2-α10 y β2-β4.

La diversidad de los subtipos de nAChRs y su localización en dendritas, soma, axón, a niveles presináptico y postsináptico, contribuyen a la variedad de roles que estos receptores cumplen en el SNC. La disminución, disrupción o alteración de los mecanismos colinérgicos nicotínicos han sido implicados en una variedad de patologías tales como la esquizofrenia, la epilepsia, el autismo, la enfermedad de Alzheimer y la adicción [9].

## Receptores glutamatérgicos: AMPA y NMDA

En el cerebro de los mamíferos, el glutamato es el principal neurotransmisor excitatorio, responsable de la transmisión sináptica rápida y de diversas formas de plasticidad sináptica, tales como potenciación de largo plazo (LTP) y la depresión de largo plazo (LTD), que se asocian con los procesos cognitivos.

Las corrientes rápidas en la mayoría de las sinapsis excitatorias del cerebro involucran la liberación de glutamato al espacio sináptico, lo que provoca en la neurona postsináptica un flujo de iones a través de la activación de los receptores ionotrópicos postsinápticos para glutamato, llamados: receptor AMPA (ácido-propiónico-α-amino-3-hidroxi-5-metil-4-isoxazol) y receptor NMDA (N-metil-D-aspartato) [10, 11]. Cada uno de estos receptores está formado por una familia de subunidades proteicas.

Los receptores AMPA corresponden a una familia de receptores compuesta por distintas combinaciones de cuatro subunidades $GLU_{A1-4}$ (GluR1-R4 o GluRA-D), que poseen tres dominios transmembrana y un *loop* reentrante que forma el poro del canal iónico [11, 12]. Los receptores NMDA corresponden también a una familia de receptores formados por cuatro subunidades proteicas. La exacta estequiometría del receptor NMDA no se conoce completamente, si bien se sabe que un receptor funcional requiere de la asociación obligada de la subunidad $GLU_{N1}$ y un complemento de la subunidad proteica $GLU_{N2}$ ($GLU_{N2A}$-$GLU_{N2D}$) [13, 14]. De forma similar a los receptores AMPA, cada subunidad está compuesta de tres dominios transmembrana y el *loop* intramembrana entre los dos primeros dominios transmembrana forma el poro del canal [15].

La mayoría de los potenciales postsinápticos excitatorios mediados por glutamato implican un componente rápido mediado por el receptor AMPA, que despolariza la célula, y un componente lento mediado por el receptor NMDA [15]. La liberación de glutamato y la despolarización postsináptica permite a los receptores NMDA detectar actividad pre y postsinápticas coincidentes, prerrequisito para la inducción de LTP mediado por el receptor AMPA. Por sus propiedades, estos receptores son candidatos ideales para aquellos procesos involucrados directamente en el aprendizaje [14].

## Receptor GABAérgicos

La neurotransmisión inhibitoria en el SNC de los mamíferos es mediada principalmente por el ácido gama-aminobutírico (GABA) y, dependiendo de la región, se estima que entre un 20-50% de las sinapsis centrales utilizan GABA como neurotransmisor [16, 17].

Existen tres receptores para GABA, los denominados $GABA_A$ y $GABA_{C,}$ que corresponden a receptores ionotrópicos, y los $GABA_B$, que son receptores metabotrópicos acoplados a proteína G. En las neuronas de los vertebrados, las acciones de GABA son mediadas principalmente por el receptor $GABA_A$ [18, 19]. Los receptores $GABA_A$ son miembros de la familia de canales iónicos activados por ligando y se forman con cinco subunidades proteicas. Si bien la estequiometría del receptor permanece en debate, algunos proponen una composición de subunidades $\alpha(2)\beta(1)\gamma(2)$, mientras que otros proponen una composición $\alpha(2)\beta(2)\gamma(1)$ [21-24] En el cerebro podrían, por supuesto, existir ambos arreglos proteicos. La unión de GABA a su receptor (probablemente dos sitios por macromolécula de receptor) produce cambios conformacionales que provocan la apertura de un canal iónico intrínseco que, en la mayoría de las neuronas, origina el influjo de iones cloruro a través del canal. Esto genera un incremento en el tono inhibitorio, debido a la hiperpolarización de la membrana postsináptica [20].

## RECEPTORES METABOTRÓPICOS

Los receptores metabotrópicos comprenden un amplio grupo de proteínas integrales de membrana que actúan principalmente a través de la activación de proteínas que unen nucleótidos de guanina, las llamadas "proteínas G" [25]. Cuando las proteínas G son activadas, regulan a su vez una variedad de enzimas y canales iónicos, que se denominan efectores. Cambios en la actividad de los efectores produce alteraciones en la composición iónica y/o en los niveles de los segundos mensajeros, tales como AMPc, o inositol trifosfato y diacilglicerol, lo que desencadena distintas respuestas celulares [26]. Al respecto, existen varios tipos de proteínas G:

- **Familia de Gs$\alpha$:** estimula a la enzima adenilil ciclasa y cierran canales de $Ca^{+2}$.
- **Familia de Gi$\alpha$:** inhibe a la enzima adenilil ciclasa, estimula a la fosfodiesterasa GMPc, abre canales de $K^{+}$, cierra canales de $Ca^{+2}$ e inhibe el recambio de fosfatidil-inositol.
- **Familia de Gq$\alpha$:** estimula principalmente el recambio de fosfatidil inositol y la fosfolipasa C.

Entre los receptores que señalizan a través de proteínas G, presentes en el cerebro, podemos mencionar los receptores para dopamina o dopaminérgicos y los receptores cannabinoides.

### Receptores dopaminérgicos

En el cerebro de los mamíferos, la dopamina es uno de los neurotransmisores catecolaminérgicos predominantes que controla funciones tan diversas como la actividad locomotora, la cognición, las emociones, el reforzamiento positivo, la ingesta de alimentos y la regulación endocrina [27]. Todas estas acciones son mediadas por receptores específicos para dopamina. La primera evidencia de la existencia de receptores para dopamina en el SNC surgió en 1972, cuando se demostró que la dopamina estimulaba la actividad de la adenilil ciclasa [28,

29]. A partir de evidencias farmacológicas y bioquímicas, Spano y cols., [30] propusieron la existencia de dos poblaciones de receptores para dopamina, una llamada "receptores D1", acoplada positivamente a la adenilil ciclasa [31], y otra, denominada "receptores D2", capaz de inhibir a la adenilil ciclasa [32, 33]. Hoy sabemos que existen al menos cinco subtipos de receptores dopaminérgicos acoplados a proteína G. Dos subtipos de receptores D1 (D1 y D5) y tres subtipos de receptores D2 (D2, D3 y D4) [27] (Tabla 1).

**Tabla 1.** Receptores tipo D1 y D2

| | **RECEPTORES TIPO D1** | | **RECEPTORES TIPO D2** | | |
|---|---|---|---|---|---|
| Segundos mensajeros asociados | Acoplados a proteína Gs<br>Aumento de AMPc<br>Aumento de la hidrólisis de PIP2, de la movilización de $Ca^{2+}$ (vía IP3) y la activación de PKC | | Acoplados a proteína Gi/o<br>Disminución de AMPc<br>Aumento de corrientes de $K^+$<br>Disminución de corrientes de $Ca^{2+}$ dependientes de voltaje | | |
| Distribución en el SNC | **D1**<br>Estriado, Neocorteza | **D5**<br>Hipocampo, Hipotálamo | **D2**<br>Estriado, Sustancia Nigra, Hipófisis | **D3**<br>Tubérculo olfatorio, Núcleo Accumbens, Hipotálamo | **D4**<br>Corteza frontal, Médula, Cerebro medio |

Los receptores para dopamina pertenecen a la familia de receptores con siete dominios transmembrana acoplados a proteína G. Las neuronas dopaminérgicas se encuentran principalmente en la sustancia nigra compacta, el área tegmental ventral y el hipotálamo, definiendo así tres vías principales: la nigroestriatal, la mesolímbica y la tuberoinfundibular. El saber la distribución de los subtipos de receptores nos permite conocer sus posibles roles en las múltiples funciones cerebrales, en las que la dopamina estaría implicada.

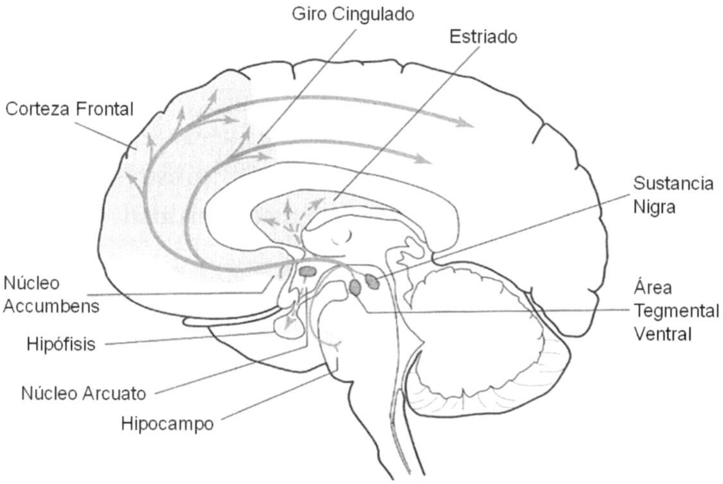


Adaptado de "**Nestler E.J., Hyman S.E., Malenka R.C.** ; Molecular Neuropharmacology: A Foundation for Clinical Neuroscience. McGraw-Hill (2001). Pgn 175"

**Figura 6.** Principales vías dopaminérgicas del SNC

El receptor D1 es el más amplio y altamente expresado de todos los receptores dopaminérgicos. Su ARNm se ha detectado en áreas como el cuerpo estriado, el núcleo accumbens y el tubérculo olfatorio. También se ha observado en el sistema límbico, el hipotálamo y el tálamo. El receptor D5 se expresa a un nivel mucho menor que el D1 y su distribución está restringida principalmente al hipocampo [29].

El receptor D2 ha sido encontrado principalmente en el cuerpo estriado, el tubérculo olfatorio y el núcleo accumbens. También se ha detectado en la sustancia nigra pars compacta y en el área tegmental ventral. El receptor D2 se expresa tanto a nivel pre como postsináptico. El receptor D3 se distribuye principalmente en áreas límbicas como el núcleo accumbens y en el tubérculo olfatorio. Por último, estudios acerca de la distribución en el cerebro del receptor D4 han demostrado niveles bajos en los ganglios basales, en contraste con una mayor expresión en la corteza frontal, la médula espinal, la amígdala, el hipotálamo y el mesencéfalo. Esta "alta expresión" de los receptores D4 es realmente baja si se compara con los otros receptores para dopamina; de hecho, la abundancia relativa de los receptores dopaminérgicos en el SNC es D1> D2> D3> D5>D4 [29].

Las vías dopaminérgicas (Figura 6), en particular las proyecciones ascendentes del área tegmental ventral hacia el núcleo accumbens, son importantes en el mecanismo cerebral de autoestimulación. El sistema dopaminérgico-mesocorticolímbico está involucrado en las propiedades recompensantes de las drogas de abuso y en los cambios neuroadaptativos que acompañan a la transición entre el abuso a las drogas y la adicción. Se ha demostrado que la cocaína, la anfetamina, la morfina y la nicotina incrementan la transmisión dopaminérgica en áreas cerebrales límbicas involucradas con la emotividad.

## Receptores cannabinoides

A partir de la identificación molecular en 1990 del receptor para cannabinoides $CB_1$, ha mejorado notablemente el conocimiento del sistema de endocannabinoides, el cual es activado por Δ9-tetrahidrocanabinol (THC), componente psicoactivo principal de la *Cannabis sativa* (marihuana).

A la fecha se han caracterizado y clonado dos subtipos de receptores cannabinoides, denominados $CB_1$ y $CB_2$. En el SNC y en la periferia, los receptores $CB_1$ representan el mayor número de receptores acoplados a proteína Gi/o. Por otra parte, los receptores $CB_2$ se encuentran localizados principalmente en células del sistema inmune [34], aunque recientemente se han identificado en el tallo cerebral, la corteza y el cerebelo [35]. Además, diversos endocannabinoides han sido aislados a partir de tejido cerebral, siendo la anandamida, y el 2-araquidonoilglicerol [34] los mejores caracterizados. Se piensa que los endocannabinoides actúan como mensajeros retrógrados en el SNC [36], comportándose como neuromoduladores en diversos procesos fisiológicos, de forma tal que tras la despolarización, los endocannabinoides liberados desde la neurona postsináptica activan el receptor presináptico $CB_1$ produciéndose la inhibición de la liberación de los neurotransmisores excitatorios e inhibitorios.

## BIBLIOGRAFÍA

1. Purves D, GJ. Augustine, D. Fitzpatrick, William C. Hall, Anthony-Samuel LaMantia, James O. McNamara, White LE. Neuroscience, 4th edn. Sunderland, MA, 2008.
2. Connolly CN, Wafford KA. The Cys-loop superfamily of ligand-gated ion channels: the impact of receptor structure on function. Biochem Soc Trans 2004; 32(Pt3):529-34.
3. Kazanietz M. Farmacología Molecular: receptores, transducción de señales y activación de genes, 2000.
4. Galzi JL, Changeux JP. Neuronal nicotinic receptors: molecular organization and regulations. Neuro-pharmacology 1995; 34(6):563-82.
5. Cascio M. Structure and function of the glycine receptor and related nicotinicoid receptors. J Biol Chem 2004; 279(19):19383-6.
6. Huh KH, Delorey TM, Endo S, Olsen RW. Pharmacological subtypes of the gamma-aminobutyric acidA receptors defined by a gamma-aminobutyric acid analogue 4,5,6,7-tetrahydroisoxazolo[5,4-c] pyridin-3-ol and allosteric coupling: characterization using subunit-specific antibodies. Mol Pharmacol 1995; 48(4):666-75.
7. Maelicke A. Nicotinic receptors of the vertebrate CNS: introductory remarks. Prog Brain Res 1996; 109:107-10.
8. Albuquerque EX, Alkondon M, Pereira EF, et al. Properties of neuronal nicotinic acetylcholine receptors: pharmacological characterization and modulation of synaptic function. J Pharmacol Exp Ther 1997; 280(3):1117-36.
9. Dani JA, Bertrand D. Nicotinic acetylcholine receptors and nicotinic cholinergic mechanisms of the central nervous system. Annu Rev Pharmacol Toxicol 2007; 47:699-729.
10. Hall BJ, Ghosh A. Regulation of AMPA receptor recruitment at developing synapses. Trends Neurosci 2008; 31(2):82-9.
11. Hollmann M, Heinemann S. Cloned glutamate receptors. Annu Rev Neurosci 1994; 17:31-108.
12. Armstrong N, Gouaux E. Mechanisms for activation and antagonism of an AMPA-sensitive glutamate receptor: crystal structures of the GluR2 ligand binding core. Neuron 2000; 28(1):165-81.
13. Monyer H, Sprengel R, Schoepfer R, et al. Heteromeric NMDA receptors: molecular and functional distinction of subtypes. Science 1992; 256(5060):1217-21.

14. Meguro H, Mori H, Araki K, et al. Functional characterization of a heteromeric NMDA receptor channel expressed from cloned cDNAs. Nature 1992; 357(6373):70-4.

15. Bleakman D, Alt A, Nisenbaum ES. Glutamate receptors and pain. Semin Cell Dev Biol 2006; 17(5):592-604.

16. Bloom FE, Iversen LL. Localizing 3H-GABA in nerve terminals of rat cerebral cortex by electron microscopic autoradiography. Nature 1971; 229(5287):628-30.

17. Barnard EA, Skolnick P, Olsen RW, et al. International Union of Pharmacology. XV. Subtypes of gamma-aminobutyric acidA receptors: classification on the basis of subunit structure and receptor function. Pharmacol Rev 1998; 50(2):291-313.

18. Olsen RW, Venter JC. Benzodiazepine/GABA Receptors and Chloride Channels: Structural and Functional Properties. Receptor Biochemistry and Methodology, Vol. 5. New York:Alan R. Liss, 1986.

19. Schofield PR, Darlison MG, Fujita N, et al. Sequence and functional expression of the GABA A receptor shows a ligand-gated receptor super-family. Nature 1987; 328(6127):221-7.

20. Whiting PJ. The GABA-A receptor gene family: new targets for therapeutic intervention. Neurochem Int 1999; 34(5):387-90.

21. Ashcroft F. GABAA receptors. Ion channels and disease. San Diego: Academic Press, 2000.

22. Burt DR, Kamatchi GL. GABAA receptor subtypes: from pharmacology to molecular biology. FASEB J 1991; 5(14):2916-23.

23. Macdonald RL, Olsen RW. GABAA receptor channels. Annu Rev Neurosci 1994; 17:569-602.

24. Olsen RW, Tobin AJ. Molecular biology of GABAA receptors. FASEB J 1990; 4(5):1469-80.

25. Flower DR. Modelling G-protein-coupled receptors for drug design. Biochim Biophys Acta 1999; 1422(3):207-34.

26. Neer EJ. Heterotrimeric G proteins: organizers of transmembrane signals. Cell 1995;80(2):249-57.

27. Missale C, Nash SR, Robinson SW, Jaber M, Caron MG. Dopamine receptors: from structure to function. Physiol Rev 1998; 78(1):189-225.

28. Kebabian JW, Petzold GL, Greengard P. Dopamine-sensitive adenylate cyclase in caudate nucleus of rat brain, and its similarity to the «dopamine receptor». Proc Natl Acad Sci U S A 1972; 69(8):2145-9.

29. Jaber M, Robinson SW, Missale C, Caron MG. Dopamine receptors and brain function. Neuropharmacology 1996; 35(11):1503-19.

30. Spano PF, Govoni S, Trabucchi M. Studies on the pharmacological properties of dopamine receptors in various areas of the central nervous system. Adv Biochem Psychopharmacol 1978; 19:155-65.

31. Kebabian JW, Calne DB. Multiple receptors for dopamine. Nature 1979; 277(5692):93-6.

32. Giannattasio G, De Ferrari ME, Spada A. Dopamine-inhibited adenylate cyclase in female rat adenohypophysis. Life Sci 1981; 28(14):1605-12.

33. Enjalbert A, Bockaert J. Pharmacological characterization of the D2 dopamine receptor negatively coupled with adenylate cyclase in rat anterior pituitary. Mol Pharmacol 1983; 23(3):576-84.

34. Fride EaM, R. New advances in the identification and physiological role of the different components of the endogenous cannabinoid system. 2003.

35. Van Sickle MD, Duncan M, Kingsley PJ, et al. Identification and functional characterization of brainstem cannabinoid CB2 receptors. Science 2005; 310(5746):329-32.

36. Wilson RI, Nicoll RA. Endocannabinoid signaling in the brain. Science 2002; 296(5568):678-82.

**CAPÍTULO 3**

# Circuito de la motivación y las gratificaciones

**Katia Gysling**

Los estudios pioneros realizados por Olds y Milner [1] demostraron que la activación de ciertas regiones del cerebro induce una sensación placentera, lo que sustenta la idea de la existencia de circuitos neuronales asociados al placer. Estos investigadores implantaron electrodos en distintas regiones del cerebro de ratas y diseñaron un sistema para que estos animales pudieran estimularse eléctricamente la región implantada (autoestimulación). Con este ingenioso diseño experimental, Olds y Milner mapearon las regiones del cerebro que inducen sensaciones placenteras. Los resultados fueron sorprendentes, ya que dejaron en evidencia que a los animales "les gustaba" autoestimularse ciertas regiones específicas del cerebro y evitaban estimularse otras regiones.

En uno de los diseños experimentales, los animales debían atravesar una grilla electrificada para acceder a la palanca de autoestimulación o a comida. Los animales en ayunas eran capaces de tolerar mayores niveles de corriente en la grilla para acceder a la palanca de autoestimulación que al alimento, revelando con esto que la motivación por autoestimularse ciertas regiones del cerebro es mayor que la inducida por una necesidad esencial como alimentarse. Los efectos placenteros asociados a la estimulación eléctrica de regiones específicas del cerebro también han sido observados en humanos. La evidencia obtenida con autoestimulación permitió conocer qué núcleos forman parte del circuito de la recompensa. La coincidencia anatómica entre los sitios que autosustentan estimulación eléctrica y los sistemas que utilizan catecolaminas (dopamina y noradrenalina) como neurotransmisor llevó a proponer la teoría catecolaminérgica de la recompensa. Esta teoría fue respaldada por estudios que mostraron que los agonistas catecolaminérgicos facilitan la estimulación eléctrica intracraneana y que los antagonistas catecolaminérgicos la impiden [2].

En la década de 1980, el grupo liderado por Di Chiara [3] en Italia mostró en forma experimental que prácticamente todas las drogas adictivas liberan dopamina en el núcleo accumbens, región clave dentro del sistema de la recompensa. Las neuronas dopaminérgicas que inervan el núcleo accumbens tienen sus somas o cuerpos celulares en el área tegmental ventral e inervan el núcleo accumbens y otras regiones del sistema límbico, como la amígdala extendida y la corteza prefrontal, regulando componentes claves de las conductas orientadas a una meta. Esta vía neuronal es considerada el centro del circuito de la motivación y el placer.

Los llamados reforzantes naturales como el alimento, el sexo y la interacción social también inducen liberación de dopamina en el núcleo accumbens. Sin embargo, la magnitud de la liberación inducida por las drogas adictivas es mayor y no decae con la exposición repetida a la droga a diferencia del efecto de los reforzantes naturales que disminuyen con la repetición del estímulo [4]. Parte sustancial de la investigación neurobiológica en las últimas dos décadas se ha dirigido a conocer los mecanismos por los cuales cada droga adictiva activa el sistema dopaminérgico y los mecanismos que permitan explicar la mayor respuesta inducida por las drogas adictivas y la perdurabilidad de su efecto.

Actualmente, se conoce bastante sobre los mecanismos de acción directos de cada droga; sin embargo, se conoce menos sobre los cambios perdurables que se instalan en el cerebro con el uso abusivo de ellas. Crucial para entender el proceso adictivo que lleva desde un consumo casual de drogas adictivas hasta un consumo habitual y luego transitar hacia un consumo abusivo de tipo compulsivo, ha sido el reconocer que la exposición repetida a drogas adictivas induce una disminución en la actividad de la dopamina en los núcleos del sistema límbico, determinando así una pérdida del placer asociado a los reforzantes naturales. En otras palabras, los estímulos que normalmente generan placer (como el amor, la comida, etc.) ya no lo hacen, pues las drogas "secuestran" el circuito de la recompensa.

Estudios en animales y con imágenes cerebrales en humanos han mostrado que los efectos reforzantes dependen no sólo de la liberación de dopamina, sino que también dependen de la rapidez con que ella se libera. A mayor rapidez en la liberación de dopamina, mayor potencial adictivo por el mayor refuerzo que se provoca [5]. La dopamina juega un papel esencial en la motivación para obtener y consumir la droga. En este caso es la dopamina liberada en la región del estriado dorsal la responsable de motivar el consumo frente a estímulos asociados al consumo previo. Los estudios de imágenes cerebrales han mostrado que el consumo crónico determina una reducción en los receptores dopaminérgicos D1 en el estriado dorsal. Esta reducción lleva a su vez a cambios en áreas corticales relacionadas con la compulsión y la impulsividad, lo que implica la pérdida del control y genera las conductas compulsivas tipo hábitos características de la adicción. Recientemente, el investigador Peter Kalivas [6] ha propuesto que la pérdida de control de la corteza prefrontal sobre las conductas de búsqueda de droga está relacionada con un desbalance perdurable entre el glutamato sináptico y no-sináptico (homeostasis del glutamato). Este desbalance generaría, a su vez, los cambios plásticos responsables de inhibir la comunicación entre la corteza prefrontal y el núcleo accumbens.

En síntesis, la evidencia indica que el núcleo accumbens es central en la predicción de la gratificación. Las neuronas dopaminérgicas del área tegmental ventral inervan además otros núcleos, como la amígdala y el hipocampo, que participan en la elaboración de emociones y en la memoria y el aprendizaje. Luego tenemos la corteza orbitofrontal, responsable de la motivación, decisión y evaluación del valor reforzante del estímulo. La salida o respuesta ocurre a través de la corteza prefrontal y la corteza cingulada, a cargo de la toma de decisiones y de frenar las conductas compulsivas.

En resumen, el circuito de la recompensa es el responsable de los efectos de refuerzos positivos y negativos inducidos por los recompensantes naturales (comida, agua, sexo, interacción social), permitiendo así la sobrevivencia del individuo y de la especie. Los recompensantes artificiales (drogas de abuso) usurpan este circuito y lo activan con una intensidad mucho mayor que los recompensantes naturales. La hiperactivación crónica del circuito de la recompensa altera al circuito, haciéndolo disfuncional, es decir, menos sensible a los refuerzos naturales positivos (comida, sexo, interacción social, etc.) y negativos (consecuencias adversas, conductas antisociales, etc.).

## BIBLIOGRAFÍA

1. Olds J, Milner P. Positive reinforcement produced by electrical stimulation of septal area and other regions of rat brain. J Comp Physiol Psychol 1954; 47(6):419-27.
2. Wise RA. Catecholamine theories of reward: a critical review. Brain Res 1978; 152(2):215-47.
3. Di Chiara G, Imperato A. Drugs abused by humans preferentially increase synaptic dopamine concentrations in the mesolimbic system of freely moving rats. Proc Natl Acad Sci U S A 1988; 85(14):5274-8.
4. Kalivas PW, O'Brien C. Drug addiction as a pathology of staged neuroplasticity. Neuropsychopharmacology 2008; 33(1):166-80.
5. Volkow ND, Fowler JS, Wang GJ, Swanson JM, Telang F. Dopamine in drug abuse and addiction: results of imaging studies and treatment implications. Arch Neurol 2007; 64(11):1575-9.
6. Kalivas PW. The glutamate homeostasis hypothesis of addiction. Nat Rev Neurosci 2009; 10(8):561-72.

CAPÍTULO 4

# Modelos animales para el estudio de la adicción a drogas de abuso

**José Fuentealba**

La adicción a las drogas de abuso se define como la búsqueda y el consumo compulsivo de droga a pesar de sus efectos, cuya otra característica de esta enfermedad es la alta frecuencia de recaídas (Manual DSM IV). En la búsqueda de los mecanismos neurobiológicos que subyacen a la adicción y con el objetivo de entender tanto las variables que determinan la susceptibilidad individual a esta enfermedad así como potenciales blancos terapéuticos para su tratamiento, la neurobiología básica cuenta con paradigmas experimentales de conducta animal que, dependiendo de su complejidad, recrean las distintas características que esta enfermedad presenta en los seres humanos. En estos paradigmas experimentales la droga de abuso a estudiar es administrada por el experimentador (administración no-contingente), como es el caso de la prueba de sensibilización locomotora y la prueba de preferencia por un lugar asociado a la droga (CPP: *conditioned place preference*; preferencia de lugar condicionado), o bien es el propio animal quien se la administra (administración contingente), como es en el caso de la prueba de autoadministración.

Los cambios neuroplásticos más estudiados con dichos paradigmas conductuales son las modificaciones que ocurren en la vía dopaminérgica mesocorticolímbica, o circuito de la motivación. Sin embargo, la numerosa evidencia reciente nos muestra que otros núcleos cerebrales y neurotransmisores también están involucrados en el desarrollo del proceso adictivo, como lo veremos a continuación.

## SENSIBILIZACIÓN LOCOMOTORA

La activación de la conducta locomotora en roedores mediante la administración de drogas de abuso, especialmente por psicoestimulantes, es uno de los fenómenos más básicos de la farmacología conductual. Estos experimentos se realizan utilizando una caja, con dimensiones de 15 x 47 x 26 cm, equipada con dos pares de luces infrarrojas. Para contar un desplazamiento válido, la rata debe atravesar en forma consecutiva ambos pares de luces. Aunque no involucra un extensivo proceso de aprendizaje o condicionamiento, es un paradigma experimental que puede ser usado para predecir el potencial adictivo de una droga, si su efecto se acompaña de un aumento en la liberación de dopamina en el núcleo accumbens. Por ejemplo, la administración repetida de un agonista de los receptores opioides de tipo kappa produce una potenciación del efecto estimulante locomotor de una dosis aguda de anfetamina [1].

La importancia de estos resultados radica en el hecho de que los agonistas opioides kappa, administrados en forma aguda, disminuyen tanto la actividad locomotora como el aumento en la liberación de dopamina estimulada por los psicoestimulantes, características que han hecho de estos agonistas, drogas con un potencial de uso terapéutico en la adicción [2]. Lo anterior nos devela el efecto diferencial, tanto a nivel conductual como neuroquímico, del tratamiento con agonistas opiodes kappa (crónico versus agudo) y sugiere la necesidad de realizar más estudios en torno a la búsqueda de tratamientos farmacológicos para el tratamiento de pacientes adictos; estudios que permitan responder más preguntas en lo que dice relación al proceso adictivo, utilizando modelos más complejos.

Una alternativa interesante para profundizar más en el estudio de los mecanismos neurobiológicos que subyacen a la adicción, y en la búsqueda de potenciales tratamientos farmacológicos, es el uso del paradigma experimental de sensibilización locomotora. Este paradigma se basa en el hecho que después de la administración repetida de una misma dosis de una droga de abuso, la respuesta locomotora del animal se incrementa en forma progresiva. De las drogas de abuso estudiadas, los psicoestimulantes son el grupo cuya evidencia genera el mayor consenso, dada la relativa facilidad con que se logra hiperlocomoción en los animales de experimentación. Por lo anterior, la información entregada más adelante se enfocará principalmente en los efectos de la cocaína y la anfetamina;

sin embargo, evidencia a nivel neuroquímico y conductual para otras drogas de abuso como la morfina, los cannabinoides y la nicotina está disponible [3].

La sensibilización locomotora por psicoestimulantes es un fenómeno de condicionamiento de tipo pavloviano, en el que el ambiente puede servir como un estímulo condicionado y las propiedades motivacionales primarias de una droga de abuso, un estímulo no condicionado. Lo anterior genera una respuesta conductual dependiente del ambiente, sugiriendo un aprendizaje durante la administración repetida del psicoestimulante [4]. Este paradigma presenta una mayor complejidad que el solo estudio del efecto estimulante locomotor y es aceptado como un modelo que se asemeja a la psicosis inducida por los psicoestimulantes en humanos [5]. Existen muchas evidencias sobre la participación del circuito de la motivación en el proceso de sensibilización locomotora por psicoestimulantes. Este proceso puede ser definido en dos eventos temporales: el desarrollo de sensibilización locomotora y la expresión de sensibilización locomotora. En el primero de ellos se producen cambios neuroplásticos progresivos, principalmente en el área tegmental ventral, precipitados por la administración repetida del psicoestimulante. Los eventos asociados con la expresión de sensibilización locomotora están distribuidos entre distintos núcleos del circuito de la motivación, abarcando también el núcleo accumbens y la corteza prefrontal medial. Es en la expresión de la sensibilización lococomotora, que es cuantificada inmediatamente después de la administración aguda de un psicoestimulante por lo menos 48 horas después de la administración repetida de éste, donde emergen los cambios neuroplásticos perdurables que se producen durante el desarrollo de la sensibilización locomotora. La evidencia a nivel neuroquímico muestra que luego de la administración repetida de anfetamina y/o cocaína se produce una disminución en los niveles extracelulares de dopamina en la corteza prefrontal medial y un aumento en los niveles extracelulares de dopamina en el núcleo accumbens [6, 7]. Estos cambios en la neurotransmisión dopaminérgica mesocorticolímbica subyacen al efecto sensibilizante locomotor de los psicoestimulantes y son uno de los blancos farmacológicos en el que se centra la búsqueda de potenciales terapias para el tratamiento de la adicción. Por ejemplo, el antipsicótico atípico Clozapina modifica la liberación de dopamina en la corteza prefrontal medial y ha mostrado resultados preliminares auspiciosos bloqueando el desarrollo y la expresión de la sensibilización locomotora en ratas tratadas en forma repetida con nicotina [8].

## PREFERENCIA POR UN LUGAR ASOCIADO A UNA DROGA

El paradigma de la CPP también sigue los principios de un condicionamiento de tipo pavloviano. Las propiedades motivacionales primarias de una droga de abuso son un estímulo no condicionado, el cual es repetidamente pareado con un estímulo ambiental neutral (lugar asociado a la administración de la droga) que adquiere en el curso del condicionamiento propiedades motivacionales secundarias que lo convierten en un estímulo condicionado. Este estímulo ambiental genera una preferencia por parte del animal, cuando éste es reexpuesto a ese estímulo en desmedro de la preferencia de otros estímulos ambientales neutrales (lugares asociados a la administración de una solución control como suero salino) [9]. Este efecto conductual es interpretado como la revelación de las propiedades gratificantes (recompensantes o reforzadoras) de una droga de abuso; propiedades gratificantes que están asociadas con un incremento en la liberación de dopamina en el núcleo accumbens. Es interesante notar que en el caso de la administración repetida de morfina, el incremento de dopamina en el núcleo accumbens que acompaña al proceso de condicionamiento es mediado por la neurotrasnmisión noradrenérgica en la corteza prefrontal medial [10], poniendo en evidencia la heterogeneidad neuroquímica involucrada en este paradigma. En general, los estudios de la CPP utilizan aparatos compuestos por tres compartimentos: uno es asociado a la administración de la droga, un segundo es asociado a la administración de suero salino y un tercer compartimento neutro une los dos anteriores (Figura 7). Estos aparatos pueden ser diseñados para que los animales tengan preferencia innata por uno de los compartimentos (diseño sesgado) o ser diseñado de tal manera que los animales no muestran una preferencia a priori por algún compartimento (diseño no sesgado). En el diseño de tipo sesgado, normalmente uno de los compartimentos es negro, a fin de que las ratas utilizadas expresen su preferencia innata por lugares oscuros, en tanto que el otro compartimento, pintado de color blanco, es asociado con la droga, asegurando así una preferencia por el lugar asociado con esta, inicialmente no preferido, sin las potenciales propiedades ansiolíticas que pueda tener la administración de esta droga [9].

Como se mencionó anteriormente, la CPP es un paradigma conductual de tipo pavloviano, lo que se manifiesta en el hecho de que la CPP puede mostrar extinción cuando los animales son expuestos repetidamente al estímulo condicionado en ausencia del estímulo no condicionado. Este proceso de extinción de la conducta de la CPP se bloquea con la inactivación de la corteza prefrontal medial cuando el condicionamiento ha sido realizado con la administración repetida de anfetamina, pero no se bloquea cuando el condicionamiento ha sido realizado con cocaína [11]. Por otra parte, también hay evidencia que la inactivación de la corteza insular, un núcleo del cerebro implicado en el procesamiento de información emocional y homeostática, bloquea el proceso de extinción cuando el condicionamiento ha sido realizado con la administración repetida de anfetamina [12]. Estas evidencias experimentales sugieren por lo menos dos cosas: primero, que el tratamiento repetido con anfetamina y cocaína modifica la actividad de núcleos cerebrales distintos, lo que se traduce en una dependencia neuroanatómica diferencial para expresar la conducta de extinción de la CPP. Segundo, que la conducta de extinción de la CPP después del tratamiento repetido con anfetamina necesita el trabajo interconectado de distintos núcleos cerebrales.

El fenómeno de extinción de la conducta de condicionamiento, respecto de un lugar asociado con una droga de abuso, es una herramienta potencialmente exitosa para el estudio de fármacos con potencial terapéutico para el tratamiento de la conducta de búsqueda compulsiva de una droga de abuso después de un periodo de abstinencia, ya que los estímulos condicionados a la droga son una de las variables que determinan la recaída en pacientes adictos después de prolongados períodos sin consumirla [13].

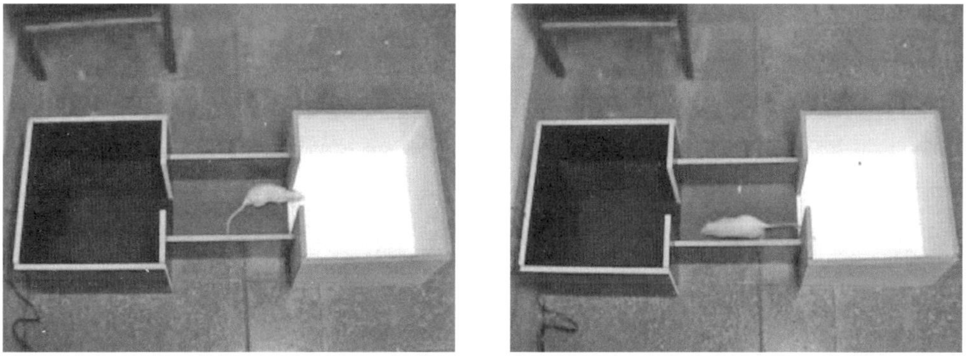

**Figura 7.** Prueba de preferencia por un lugar asociado a la droga

## AUTOADMINISTRACIÓN DE DROGAS DE ABUSO

La administración contingente de una droga de abuso, que se traduce en la posibilidad de que el animal de experimentación se autoadministre la droga, es el paradigma experimental más completo para el estudio de la adicción, al involucrar el componente conductual de la toma de decisión. Permitirle a un animal que consuma la droga a su propia voluntad es lo más cercano que se tiene para recrear la conducta adictiva que se da en los seres humanos.

Este paradigma experimental se desarrolla utilizando una caja equipada con dos palancas, una de las cuales libera una dosis determinada de una droga de abuso que se administra sistémicamente; la otra palanca libera suero salino y se utiliza como el control de una conducta no guiada por la droga de abuso (Figura 8). De este modo se controla que la conducta de apretar la palanca sea una conducta guiada por los efectos recompensantes de la droga y no sea sólo un hábito conductual. Un resultado simple, pero tremendamente potente a la vez, es que los animales de experimentación, puestos en condiciones controladas, son capaces de autoadministrarse las mismas drogas de abuso que los seres humanos se autoadministran con fines recreacionales [14].

Un interesante trabajo de Deroche-Gamonet [15] demostró que el 15% de las ratas que se autoadministran cocaína cumplen con el criterio de animales adictos (el mismo porcentaje observado en los seres humanos), vale decir, consumen cantidades crecientes de la droga, se esfuerzan para conseguir su dosis y son capaces de autoadministrarse la droga a pesar de las consecuencias adversas que se asocian a su consumo. Lo anterior sugiere que, aunque la conducta de autoadministración es reforzada por el efecto recompensante de la droga, otras variables deben dar cuenta del proceso patológico asociado a la adicción. Por ejemplo, no todas las ratas que se autoadministran cocaína lo siguen haciendo cuando la administración de la cocaína se asocia a un estímulo aversivo estresante (por ejemplo, un shock eléctrico que genera una conducta de miedo, no de dolor en el animal), lo que equivale a decir que sólo un porcentaje de los animales está dispuesto a consumir la droga a pesar de los efectos adversos que conlleva su uso. De igual manera, es posible estudiar la motivación que tiene un animal para consumir la droga midiendo cuántas veces está dispuesto a presionar la palanca para obtener una dosis. Normalmente, los experimentos de autoadministración se inician condicionando al animal a recibir una dosis después de presionar una vez la palanca. En forma progresiva se va condicionando al animal a presionar más veces la palanca para conseguir la misma dosis, lo que equivale a solicitar al sujeto un trabajo mayor para recibir la recompensa. En este sentido, la evidencia muestra que sólo un porcentaje del total de ratas que se autoadministran cocaína está dispuesta a realizar más trabajo para alcanzar una dosis de la droga. Éstas y otras evidencias sugieren que la transición desde una conducta de consumo controlado de una droga de abuso hasta el consumo compulsivo que se evidencia en la patología adictiva, responde a variables más complejas que la sola administración de la droga; por ejemplo, la exposición del sujeto a estrés y/o a claves ambientales asociadas al consumo [14, 16].

Con respecto al sustrato neuroanatómico involucrado en la expresión de la conducta de autoadministración, la evidencia muestra que la lesión de los terminales dopaminérgicos en la corteza prefrontal medial determina que el animal esté dispuesto a realizar un mayor trabajo para autoadministrarse cocaína a dosis bajas, poniendo en evidencia el control inhibitorio de este núcleo sobre la conducta de motivación asociada al consumo de esta droga. Sin embargo, la lesión de los terminales dopaminérgicos en la corteza prefrontal no modifica la conducta de autoadministración de anfetamina [17], sugiriendo sustratos neuroanatómicos y/o neuroquímicos distintos, en lo que dice relación al aspecto motivacional de ambos psicoestimulantes.

Por otro lado, el modelo de autoadministración ha entregado evidencia concluyente respecto de los núcleos involucrados en la conducta de recaída en la búsqueda de la droga después de un periodo de abstinencia. Utilizando la técnica de inactivación transitoria de núcleos cerebrales, se ha demostrado que las recaídas inducidas por una dosis aguda de la droga involucran a los núcleos clásicos que forman parte del circuito de la motivación, vale decir, el núcleo accumbens, el área tegmental ventral y la corteza prefrontal medial. De forma análoga, el estudio de las recaídas inducidas por estrés involucran, además de los núcleos que componen el circuito de la motivación, a la amígdala, un núcleo que proporciona un contexto emocional y cognitivo a la regulación conductual y a la toma de decisión [18].

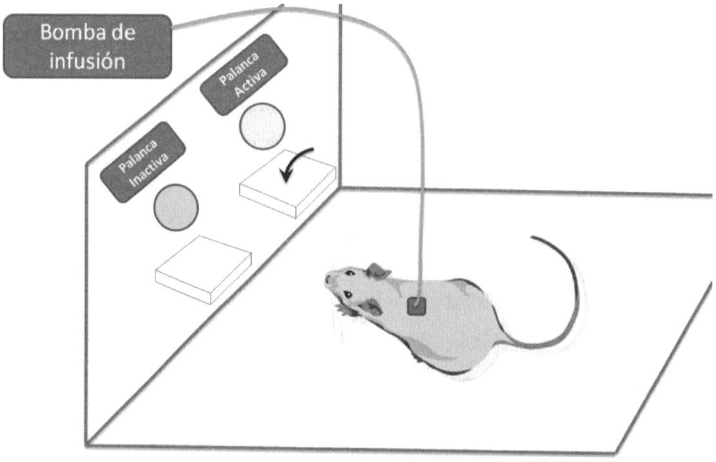


**Figura 8.** Prueba de autoadministración

## CONCLUSIONES Y PROYECCIONES

Dentro del complejo patrón conductual que caracteriza la adicción a drogas de abuso, un rasgo que se observa a menudo es la falta de flexibilidad conductual que muestra un sujeto adicto, lo que se traduce en una conducta guiada única y exclusivamente por la búsqueda compulsiva de la droga. De manera reciente, ha emergido un interesante cuerpo de evidencia en torno a los mecanismos neurobiológicos que subyacen a la conducta de toma de decisión, el que utiliza paradigmas que permiten estudiar la habilidad de conducirse de manera flexible alterando la conducta en respuesta a cambios en las condiciones ambientales [19]. En este sentido, Goto y Grace [20] han mostrado evidencia que la administración repetida de cocaína facilita el aprendizaje de una estrategia para obtener una recompensa, pero daña la habilidad para cambiar dicha estrategia por una nueva para obtener la misma recompensa, observándose en los animales tratados con cocaína una conducta de tipo perseverante. Este nuevo tipo de evidencia nos abre la posibilidad de explorar nuevas aristas del complejo patrón de conducta que muestran los pacientes adictos.

En relación a los paradigmas experimentales antes discutidos, claramente el modelo de autoadministración de una droga de abuso es el que presenta más ventajas comparativas con respecto a los modelos de sensibilización locomotora y de preferencia por un lugar asociado a una droga de abuso. Sin embargo, la autoadministración es un paradigma complejo de montar, en el que la obtención de resultados requiere, en general, mayor inversión de trabajo. Por lo anterior, el trabajo con los paradigmas de sensibilización locomotora y CPP permiten responder algunas preguntas en un tiempo relativamente menor. Entonces surge la duda: ¿Cuáles preguntas se responden mejor con uno u otro modelo? Y la respuesta, muy general, a esta compleja pregunta afirma que la CPP es un mejor paradigma para estudiar el fenómeno de las recaídas y la sensibilización locomotora, por tanto constituye un mejor paradigma para estudiar el desarrollo del proceso adictivo. Lo anterior se basa en el hecho de que aunque la evidencia sugiere que ambos paradigmas muestran características de un condicionamiento de tipo pavloviano, a diferencia de lo que sucede con la CPP, el proceso de extinción de la conducta es más difícil de obtener con la sensibilización locomotora [4].

## BIBLIOGRAFÍA

1. Fuentealba JA, Gysling K, Andres ME. Increased locomotor response to amphetamine induced by the repeated administration of the selective kappa-opioid receptor agonist U-69593. Synapse 2007; 61(9):771-7.
2. Shippenberg TS, Zapata A, Chefer VI. Dynorphin and the pathophysiology of drug addiction. Pharmacol Ther 2007; 116(2):306-21.
3. Tassin JP. Uncoupling between noradrenergic and serotonergic neurons as a molecular basis of stable changes in behavior induced by repeated drugs of abuse. Biochem Pharmacol 2008; 75(1):85-97.
4. Stewart J, Vezina P. Extinction procedures abolish conditioned stimulus control but spare sensitized responding to amphetamine. Behav Pharmacol 1991; 2(1):65-71.
5. Pierce RC, Kalivas PW. A circuitry model of the expression of behavioral sensitization to amphetamine-like psychostimulants. Brain Res Brain Res Rev 1997; 25(2):192-216.
6. Sorg BA, Davidson DL, Kalivas PW, Prasad BM. Repeated daily cocaine alters subsequent cocaine-induced increase of extracellular dopamine in the medial prefrontal cortex. J Pharmacol Exp Ther 1997; 281(1):54-61.
7. Hedou G, Homberg J, Feldon J, Heidbreder CA. Expression of sensitization to amphetamine and dynamics of dopamine neurotransmission in different laminae of the rat medial prefrontal cortex. Neuropharmacology 2001; 40(3):366-82.
8. Kayir H, Goktalay G, Yildirim M, Uzbay TI. Clozapine inhibits development and expression of nicotine-induced locomotor sensitization in rats. Synapse 2009; 63(1):15-21.
9. Tzschentke TM. Measuring reward with the conditioned place preference paradigm: a comprehensive review of drug effects, recent progress and new issues. Prog Neurobiol 1998; 56(6):613-72.
10. Ventura R, Alcaro A, Puglisi-Allegra S. Prefrontal cortical norepinephrine release is critical for morphine-induced reward, reinstatement and dopamine release in the nucleus accumbens. Cereb Cortex 2005; 15(12):1877-86.
11. Hsu E, Packard MG. Medial prefrontal cortex infusions of bupivacaine or AP-5 block extinction of amphetamine conditioned place preference. Neurobiol Learn Mem 2008;89(4):504-12.
12. Contreras M, Ceric F, Torrealba F. Inactivation of the interoceptive insula disrupts drug craving and malaise induced by lithium. Science 2007; 318(5850):655-8.

13. Shaham Y, Shalev U, Lu L, De Wit H, Stewart J. The reinstatement model of drug relapse: history, methodology and major findings. Psychopharmacology (Berl) 2003; 168(1-2):3-20.

14. O'Brien CP, Gardner EL. Critical assessment of how to study addiction and its treatment: human and non-human animal models. Pharmacol Ther 2005; 108(1):18-58.

15. Deroche-Gamonet V, Belin D, Piazza PV. Evidence for addiction-like behavior in the rat. Science 2004; 305(5686):1014-7.

16. Kalivas PW, O'Brien C. Drug addiction as a pathology of staged neuroplasticity. Neuropsychopharmacology 2008; 33(1): 166-80.

17. Leccese AP, Lyness WH. Lesions of dopamine neurons in the medial prefrontal cortex: effects on self-administration of amphetamine and dopamine synthesis in the brain of the rat. Neuropharmacology 1987; 26(9):1303-8.

18. Kalivas PW, Peters J, Knackstedt L. Animal models and brain circuits in drug addiction. Mol Interv 2006; 6(6):339-44.

19. Floresco SB, Magyar O. Mesocortical dopamine modulation of executive functions: beyond working memory. Psychopharmacology (Berl) 2006; 188(4):567-85.

20. Goto Y, Grace AA. Dopamine-dependent interactions between limbic and prefrontal cortical plasticity in the nucleus accumbens: disruption by cocaine sensitization. Neuron 2005; 47(2):255-66.

CAPÍTULO 5

# Opiáceos

**Katia Gysling**

## OPIÁCEOS Y OPIOIDES

Los compuestos opiáceos están entre las drogas más antiguas que se tenga registro. El cultivo y uso del opio para el tratamiento del dolor y por sus efectos placenteros se remonta a los inicios de la agricultura en el neolítico. El opio contiene una mezcla de compuestos opiáceos entre los que se cuentan la morfina, la codeína, la noscapina y la papaverina, siendo la morfina la más abundante (10-16% del peso). Los opiáceos que atraviesan la barrera hematoencefálica presentan todas las características de las drogas de abuso; esto es, tolerancia, síndrome de retirada y adicción.

La morfina y sus análogos, como el fentanilo, se usan en medicina todos los días debido a sus propiedades analgésicas. Sin embargo, el desarrollo de tolerancia y el potencial adictivo de la morfina y sus derivados limitan su efectividad terapéutica.

## SISTEMA OPIOIDÉRGICO ENDÓGENO

En la década de 1970, dos grupos de investigadores independientes descubrieron por un lado la existencia de receptores opioidérgicos y, por otro, la existencia de péptidos opioidérgicos endógenos [1]. Estos receptores y péptidos endógenos constituyen el denominado sistema opioidérgico. Se han descrito e identificado molecularmente tres tipos de receptores opiodérgicos: mu, kappa y delta, y cuatro familias de péptidos opioidérgicos (encefalinas, endorfinas, dinorfinas y más recientemente endomorfinas).

## OPIOIDES ENDÓGENOS Y PLACER

La evidencia actual indica que el sistema opioidérgico endógeno es parte esencial del sistema de gratificación y, por lo tanto, está asociado al efecto de las drogas de abuso. La hipótesis es que existe un tono opioidérgico que regula el estado hedónico basal que controla la actividad de las neuronas dopaminérgicas del sistema mesolímbico. A continuación describiremos las evidencias que avalan esta hipótesis:

1) *Evidencia obtenida con ratones modificados genéticamente para que no sinteticen encefalina o betaendorfina* [2]. Para estos estudios se utilizó la prueba conductual denominada CPP (preferencia por un lugar asociado a una droga), la que permite reconocer si una droga genera efectos placenteros o aversivos (ver capítulo 4). Inicialmente se habitúa a los animales a una caja que tiene dos compartimentos y se determina la preferencia inicial por alguno de ellos, luego se les condiciona inyectando la droga en estudio en el compartimento no preferido inicialmente, en la prueba sesgada, o en cualquiera de los compartimentos en la prueba no-sesgada. Después de unos días de condicionamiento, se determina el tiempo que el animal permanece en el compartimento asociado a la inyección de droga. Por ejemplo, la administración de naloxona, un antagonista de los receptores opioidérgicos, genera aversión al compartimento asociado con la administración de la droga. Naloxona es un antagonista que por sí solo no tiene efecto, por lo tanto, la aversión generada por naloxona implica que existe una liberación tónica de péptidos opioidérgicos. La aversión al compartimento asociado a la administración de naloxona se observó en ratones carentes de betaendorfina, pero no en los ratones carentes de encefalina [2]. Esta observación indica que encefalina sostiene el tono opioidérgico responsable de la aversión inducida por naloxona.

- Un antagonista se une al receptor y no provoca efectos *perse*.
- Un antagonista compite con el agonista disminuyendo o evitando su acción.

¿Qué esperamos observar al condicionar con inyecciones de morfina a los animales carentes de encefalina o de betaendorfina? La administración repetida de 10 mg/kg de morfina indujo preferencia por el lugar asociado a la administración de morfina tanto en ratones nativos como en los animales mutantes, carentes de encefalina y de betaendorfina.

2) *Evidencia obtenida en animales modificados genéticamente para que no sinteticen dopamina* [3]. Para lograr ratones que no sinteticen dopamina, el grupo dirigido por el Dr. Palmiter aprovechó el conocimiento de la ruta sintética de este neurotransmisor (Figura 9). La dopamina se sintetiza a partir del aminoácido tirosina que es hidroxilado por la enzima tirosina hidroxilasa a L-DOPA, la que rápidamente es descarboxilada a dopamina por la acción de la enzima descarboxilasa de aminoácidos aromáticos. En las neuronas que sintetizan noradrenalina, la dopamina es convertida a noradrenalina por la acción de la enzima dopamina-β-hidroxilasa. Por lo tanto, para eliminar la síntesis de dopamina, los autores del trabajo generaron ratones incapaces de sintetizar la enzima tirosina hidroxilasa, exclusivamente en las neuronas dopaminérgicas. Para ello, eliminaron de todo el genoma del ratón el gen de tirosina hidroxilasa, pero lo reinsertaron río abajo del promotor de dopamina-β-hidroxilasa de tal forma que en los ratones genéticamente modificados la enzima tirosina hidroxilasa sólo se expresaba en las neuronas noradrenérgicas y en las células y neuronas que sintetizaban adrenalina.

Los ratones carentes de dopamina así obtenidos resultaron hipoactivos e hipofágicos, ya que la dopamina es esencial en el control voluntario de la actividad motora. Por lo tanto, decidieron administrarles diariamente L-DOPA para que no se desnutrieran. En estos ratones adultos se determinó el efecto de morfina sobre la actividad locomotora, el grado de analgesia y el efecto placentero mediante CPP no-sesgado. Se observó que la morfina induce un aumento de la actividad locomotora en los animales nativos, pero no en los carentes de dopamina. Estos datos señalan que la dopamina es un mediador esencial del aumento de la actividad locomotora. Respecto al efecto analgésico, se observó que la carencia de dopamina atenuó el efecto analgésico de morfina, lo que indica que la dopamina juega un papel en el efecto analgésico de morfina, pero que no es esencial.

Para responder a la pregunta si la dopamina es esencial en el efecto hedónico inducido por la morfina, los autores repusieron la dopamina en una región del cerebro clave para la actividad locomotora voluntaria, el cuerpo estriado (caudado putamen en humanos), y para ello utilizaron una nueva estrategia molecular denominada rescate mediante transferencia viral, que consiste en inyectar, en la región de interés, un vector viral que lleva la información genética necesaria para sintetizar la proteína a rescatar, en este caso, la tirosina hidroxilasa.

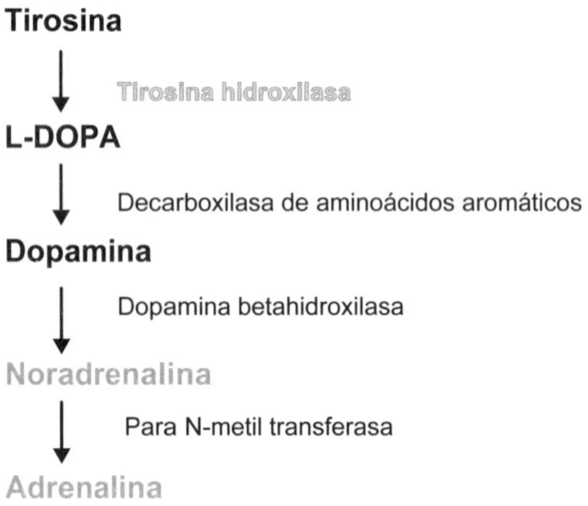


**Figura 9.** Vía de síntesis de catecolaminas

Mediante esta forma se logró tener animales sin dopamina en los núcleos asociados al circuito de la recompensa, pero con dopamina en el cuerpo estriado y por tanto sin problemas de locomoción. De hecho, los animales con la inserción viral se comportaron de la misma forma que los animales nativos cuando se les habituó en la CPP. Lo sorprendente fue que tanto los ratones nativos como los carentes de dopamina en el circuito de la recompensa presentaron preferencia por el lado pareado con la morfina. Finalmente, los autores estudiaron la CPP inducida con distintas dosis de morfina y observaron que sólo a dosis bajas de la droga los ratones sin dopamina no presentaron preferencia por el lado asociado a la morfina. En conclusión, los datos de este trabajo muestran que la dopamina no es esencial para el efecto placentero inducido por morfina, pero influye en la sensibilidad para el condicionamiento.

3) *Evidencias sobre los efectos hedónicos de gratificantes naturales en ratas con lesiones de la vía dopaminérgica desde el área tegmental ventral hast el núcleo accumbens* [4]. Los Drs. Robinson y Berridge han detectado gestos asociados al gusto y al disgusto (expresión facial), inducidos por agentes reforzantes o aversivos, que están altamente conservados en los mamíferos. Mediante el análisis de dichos gestos en animales con lesiones de la vía dopaminérgica mesolímbica han concluido que la dopamina no es esencial para el gusto por los gratificantes naturales y proponen que el rol de la dopamina sería el de aumentar la saliencia de los estímulos reforzantes. El grupo de Berridge además ha demostrado que los opioides son responsables del gusto, y la dopamina del deseo y/o motivación para buscar los estímulos que se asocian a la probabilidad de experimentar placer. La administración de morfina en el núcleo accumbens aumenta las respuestas hedónicas y concomitantemente aumenta la ingestión de alimento [5]. Por lo tanto, los opioides en el núcleo accumbens aumentan el placer o el gusto asociado a la ingestión de comida.
4) *Evidencia en ratones que no expresan receptores opioides mu* [6]. En este estudio se utilizó la metodología de autoadministración de cocaína. Se observó que los ratones carentes de receptores opioides mu se autoadministran menos cocaína. Estos datos sugieren que dichos receptores juegan un papel en los efectos placenteros inducidos por la cocaína.

En resumen, los estudios arriba citados sugieren que la señal dopaminérgica no está primariamente vinculada con la experiencia de placer, como se ha sostenido, sino con la motivación y búsqueda de placer.

## ESTUDIOS SOBRE OPIÁCEOS

Para determinar qué tipo de receptores opioides son relevantes en el condicionamiento inducido por la administración de morfina, se realizó la CPP en ratas tratadas con morfina en ausencia o presencia de antagonistas para los distintos receptores opioides [7]. Los autores observaron que tanto naltrexona, un antagonista no selectivo de los receptores opioides, como naloxonacina, un antagonista selectivo de receptores opioide mu1, inhibieron la preferencia inducida por morfina. En cambio, la administración de natrindol, un antagonista de los receptores delta opioides, no inhibió la preferencia inducida por morfina, lo que sugiere que estos receptores no tienen un papel en el efecto placentero inducido por la morfina.

Como antecedente podemos señalar que los animales se autoadministran opiáceos directamente en el área tegmental ventral y en el núcleo accumbens. La pregunta que surge es: ¿por medio de qué mecanismo los opiáceos activan el sistema dopaminérgico mesolímbico? Revisaremos una serie de enfoques experimentales complementarios que han permitido entender que los opiáceos inhiben neuronas GABAérgicas en el área tegmental ventral que normalmente ejercen un tono inhibitorio sobre las neuronas dopaminérgicas en dicho núcleo.

Sostenemos que la disminución de GABA en el área tegmental ventral determina un aumento en la actividad de las neuronas dopaminérgicas y por lo tanto un aumento en la liberación de dopamina en el núcleo accumbens. A continuación revisaremos las evidencias que sustentan esta afirmación:

1) *Las neuronas GABAérgicas del área tegmental ventral expresan receptores opioides mu* [8]. Utilizando anticuerpos contra encefalina y el receptor opioide mu, estos autores mostraron la presencia de receptores mu opioides en interneuronas del área tegmental ventral.

2) *La administración de morfina, agonista de los receptores opioides mu, activa las neuronas dopaminérgicas en el área tegmental ventral* [9]. En este trabajo se midió la actividad eléctrica de neuronas dopaminérgicas *in vivo* en animales anestesiados. Las neuronas dopaminérgicas tienen actividad eléctrica espontánea. Se observó que la morfina inducía un aumento de la actividad de las neuronas dopaminérgicas y que dicho aumento era inversamente proporcional a la frecuencia de descarga espontánea de las neuronas dopaminérgicas. Además, se observó que la morfina inhibe neuronas no dopaminérgicas en el área tegmental ventral.

***A > frecuencia espontánea < activación por morfina → el freno inhibitorio no es uniforme.***

3) *La aplicación de encefalina en el área tegmental ventral inhibe las neuronas GABAérgicas, pero no las dopaminérgicas.* Johnson y North [10] registraron la actividad eléctrica intracelular de las neuronas dopaminérgicas y gabáergicas del área tegmental ventral y observaron que la aplicación de encefalina inhibía la neurona gabérgica y, como resultado, se activaban las neuronas dopaminérgica. Éste y otros estudios permiten concluir que un porcentaje mayoritario de las neuronas dopaminérgicas están bajo un tono inhibitorio ejercido por interneuronas GABAérgicas.

4) *La activación de las neuronas dopaminérgicas del área tegmental ventral inducida por opiáceos determina un aumento en los niveles extracelulares de dopamina en el núcleo accumbens* [11].

A modo de conclusión es posible señalar que la actividad tónica de las neuronas dopaminérgicas que inervan el núcleo accumbens es regulada por el grado de activación de receptores opioides mu ubicados en neuronas GABAérgicas en el área tegmental ventral.

## EFECTOS DE OPIÁCEOS EN OTROS NÚCLEOS CEREBRALES

Las neuronas dopaminérgicas del área tegmental ventral inervan otras áreas del sistema límbico como la corteza prefrontal y el septum lateral. Por lo tanto, es esperable que la morfina aumente la liberación de dopamina en el septum lateral. El septum lateral es el primer núcleo donde se demostró autoestimulación eléctrica [12]. La administración vía intravenosa de morfina aumenta los niveles extracelulares de dopamina en el septum lateral [13]. La administración local intra área tegmental ventral de morfina es suficiente para aumentar los niveles extracelulares de dopamina en el septum lateral. Esta administración intra área tegmental ventral disminuye los niveles extracelulares de GABA en la misma área tegmental ventral.

La administración repetida de anfetamina induce una sensibilización conductual respecto de la ingesta de dicha droga. Una dosis dada de anfetamina induce una mayor respuesta locomotora en aquellos animales que han sido preexpuestos a la droga. Se ha observado que la inducción de la sensibilización se produce a nivel del área tegmental ventral y que la expresión de dicha conducta depende del núcleo accumbens. Magendzo y Bustos en 2003 [14] mostraron que la administración repetida e intermitente de anfetamina produce cambios dependientes del tiempo en la expresión de los receptores opioides mu y delta en el área tegmental ventral y el núcleo accumbens. Estos cambios son responsables, en parte, de los cambios neurobiológicos que subyacen a la sensibilización conductual inducida por la administración repetida de anfetamina.

Los efectos de la morfina no se limitan al sistema dopaminérgico mesolímbico. El tratamiento crónico con morfina y la abstinencia inducen un aumento en los niveles extracelulares de noradrenalina en el lecho de la estría terminal, región del cerebro relacionada con la respuesta de ansiedad [15] (lo que tiene importantes implicaciones para el tratamiento del síndrome por deprivación de opiáceos).

## PAPEL DE LOS RECEPTORES OPIOIDES *KAPPA*

La coadministración de agonistas opioides *kappa* con cocaína reduce el efecto gratificante inducido por la cocaína [16]. Esta observación llevó a proponer que los agonistas opioides *kappa* tendrían un potencial uso para el tratamiento de la adicción. Sin embargo, estudios posteriores han mostrado que la administración repetida de un agonista *kappa* provoca una facilitación de la liberación de dopamina inducida por la despolarización en el núcleo accumbens [17]. Por lo tanto, este estudio no avala el uso de agonistas *kappa* para tratar la adicción.

Un interesante estudio realizado por Narita y cols., (2005) [18] muestra que la morfina no provoca los mismos efectos recompensantes en ratas con un proceso doloroso, como es la inflamación de una extremidad. El diseño experimental consistió en inducir inflamación con formalina en una extremidad y medir la liberación de dopamina en el núcleo accumbens y luego estudiar la CPP inducida por morfina en ausencia y presencia de un antagonista de los receptores opioides *kappa*. Las observaciones de este trabajo sugieren que en condiciones de dolor se suprime el efecto gratificante de la morfina por un aumento de la actividad *kappa*. Esta observación es consistente con el bajo índice de adicción a los opiáceos asociado al uso crónico de la morfina como analgésico en comparación con la alta incidencia de adicción asociada al uso recreativo de los opiáceos.

## MORFINA VERSUS HEROÍNA

Como se mencionó anteriormente, el opio contiene numerosos alcaloides, como morfina, codeína, noscapina y papaverina, siendo la morfina la más abundante. En 1805, el químico farmacéutico Freidrich Serturner, en Alemania, extrajo y cristalizó un alcaloide orgánico del opio al que le llamó morfina. En 1874, otro químico, Alder Wright, ahora en Inglaterra, buscando una alternativa a la morfina sin propiedades adictivas sintetizó diacetilmorfina, llamada comúnmente heroína. La empresa farmacéutica Bayer comercializó heroína entre 1889 y 1913 para el dolor y la tos. Recién en 1913 la heroína fue retirada del mercado por su alto potencial adictivo.

El fundamento para el mayor potencial adictivo de la heroína comparado con el de la morfina radica en las diferencias farmacocinéticas que le confieren los dos grupos acetilos. La heroína es muy liposoluble y accede muy rápido al cerebro luego de una administración vía intravenosa, observándose sus efectos antes del minuto. La heroína se metaboliza rápidamente a los compuestos activos 6-monoacetilmorfina y morfina. Provoca euforia muy intensa y luego sedación. El efecto se pierde luego de tres a cinco horas (dosis-dependiente). Los adictos pueden inyectarse entre dos y cuatro veces al día. Rápidamente, se genera tolerancia al efecto euforizante, lo que lleva a un escalamiento abrupto de las dosis del orden de cien veces en pocos días.

El uso crónico de opiáceos genera:

*Tolerancia* → Necesidad de incrementar la dosis, luego del uso repetido en todos los individuos expuestos.

*Dependencia física* → Síndrome de retirada o abstinencia en todos los individuos expuestos.

**Nota**: La presencia de un síndrome de retirada, no implica necesariamente que los individuos sean adictos a la droga. De hecho, el uso crónico de otros fármacos sin propiedades adictivas como los antagonistas beta adrenérgicos también provoca un síndrome de retirada al descontinuar su uso.

*Adicción* → Uso compulsivo de la droga a pesar de las consecuencias adversas que acarrea.

El síndrome de abstinencia a la heroína se observa a las pocas horas de administrada la droga, en un plazo máximo de entre 48 y 72 horas, dependiendo de las dosis previas, y se calma luego de una semana. Entre los síntomas característicos se encuentran el deseo imperativo de usar heroína, agitación, dolores en los músculos y en los huesos, insomnio, diarrea, vómito, escalofríos (piel de gallina) y movimientos involuntarios de las piernas. Además, el síndrome de retirada presenta efectos noradrenérgicos como taquicardia, sudoración profusa y angustia extrema. La suspensión brusca de los opiaceos en sujetos adictos y en mal estado de salud puede ser fatal.

## NECESIDAD DE TRATAR AL ADICTO

La corriente más aceptada en la actualidad para tratar al adicto a la morfina es el reemplazo de ésta por metadona, un agonista opioide con propiedades farmacocinéticas tales que permite mantener niveles plasmáticos que evitan tanto el efecto euforizante como el síndrome de abstinencia. Actualmente existen otras opciones como buprenorfina, opiáceo sintético con actividad agonista parcial para tratar adictos a la heroína y otros opiáceos. La naltrexona, antagonista de los receptores opioides, de larga duración, se usa en personas altamente motivadas en programas de tratamiento que promueven la abstinencia total. La naltrexona también se utiliza como profiláctico para prevenir recaídas (ver capítulo 11).

La tolerancia a los efectos de morfina se produce debido a que su uso gatilla la desensibilización de sus receptores. Esta desensibilización ocurre porque la unión de morfina a sus receptores induce la disminución del número de receptores en las membranas de las células debido a su internalización o endocitosis.

## BIBLIOGRAFÍA


1. Kosterlitz HW, Hughes J. Peptides with morphine-like action in the brain. Br J Psychiatry 1977; 130:298-304.
2. Skoubis PD, Lam HA, Shoblock J, Narayanan S, Maidment NT. Endogenous enkephalins, not endorphins, modulate basal hedonic state in mice. Eur J Neurosci 2005; 21(5):1379-84.
3. Hnasko TS, Sotak BN, Palmiter RD. Morphine reward in dopamine-deficient mice. Nature 2005; 438(7069):854-7.
4. Berridge KC, Robinson TE. Parsing reward. Trends Neurosci 2003; 26(9):507-13.
5. Pecina S, Berridge KC. Opioid site in nucleus accumbens shell mediates eating and hedonic 'liking' for food: map based on microinjection Fos plumes. Brain Res 2000; 863(1-2):71-86.
6. Mathon DS, Ramakers GM, Pintar JE, Marinelli M. Decreased firing frequency of midbrain dopamine neurons in mice lacking mu opioid receptors. Eur J Neurosci 2005; 21(10):2883-6.
7. Piepponen TP, Kivastik T, Katajamaki J, Zharkovsky A, Ahtee L. Involvement of opioid mu 1 receptors in morphine-induced conditioned place preference in rats. Pharmacol Biochem Behav 1997; 58(1):275-9.
8. Garzon M, Pickel VM. Ultrastructural localization of enkephalin and mu-opioid receptors in the rat ventral tegmental area. Neuroscience 2002; 114(2):461-74.
9. Gysling K, Wang RY. Morphine-induced activation of A10 dopamine neurons in the rat. Brain Res 1983; 277(1):119-27.
10. Johnson SW, North RA. Opioids excite dopamine neurons by hyperpolarization of local interneurons. J Neurosci 1992; 12(2):483-8.
11. Spanagel R, Herz A, Shippenberg TS. Opposing tonically active endogenous opioid systems modulate the mesolimbic dopaminergic pathway. Proc Natl Acad Sci U S A 1992; 89(6):2046-50.
12. Olds J, Milner P. Positive reinforcement produced by electrical stimulation of septal area and other regions of rat brain. J Comp Physiol Psychol 1954; 47(6):419-27.
13. Sotomayor R, Forray MI, Gysling K. Acute morphine administration increases extracellular DA levels in the rat lateral septum by decreasing the GABAergic inhibitory tone in the ventral tegmental area. J Neurosci Res 2005; 81(1):132-9.
14. Magendzo K, Bustos G. Expression of amphetamine-induced behavioral sensitization after short- and long-term with-

drawal periods: participation of mu- and delta-opioid receptors. Neuropsychopharmacology 2003; 28(3):468-77.

15. Fuentealba JA, Forray MI, Gysling K. Chronic morphine treatment and withdrawal increase extracellular levels of norepinephrine in the rat bed nucleus of the stria terminalis. J Neurochem 2000; 75(2):741-8.

16. Hasebe K, Kawai K, Suzuki T, Kawamura K, Tanaka T, Narita M, Nagase H. Possible pharmacotherapy of the opioid kappa receptor agonist for drug dependence. Ann N Y Acad Sci 2004; 1025:404-13.

17. Fuentealba JA, Gysling K, Magendzo K, Andres ME. Repeated administration of the selective kappa-opioid receptor agonist U-69593 increases stimulated dopamine extracellular levels in the rat nucleus accumbens. J Neurosci Res 2006; 84(2):450-9.

18. Narita M, Kishimoto Y, Ise Y, Yajima Y, Misawa K, Suzuki T. Direct evidence for the involvement of the mesolimbic kappa-opioid system in the morphine-induced rewarding effect under an inflammatory pain-like state. Neuropsychopharmacology 2005; 30(1):111-8.

CAPÍTULO 6

# Alcohol

**Katia Gysling**

## INTRODUCCIÓN

El alcoholismo es uno de los problemas de salud más costosos desde el punto de vista social y económico tanto a nivel mundial como en nuestro país. Los estudios epidemiológicos muestran que el patrón de ingesta y abuso de alcohol en Chile ha cambiado en los últimos años, con un aumento en el número de mujeres que consumen y una disminución significativa en la edad de inicio de dicho consumo. Este cambio genera nuevos desafíos, ya que la evidencia actual indica que las mujeres y los jóvenes podrían ser especialmente vulnerables a los efectos adictivos del alcohol y de otras drogas de abuso.

El consumo patológico de alcohol tiene las mismas características que el de otras sustancias adictivas, y puede escalar rápidamente del uso recreacional al consumo abusivo y a la dependencia y/o consumo compulsivo con alta tasa de recaídas en individuos biológicamente susceptibles, pese a los esfuerzos por evitar la ingesta. Además, el abuso de alcohol genera efectos propios de él, como el deterioro en funciones cognitivas que pueden ser reversibles o irreversibles dependiendo de las características individuales y del nivel de ingesta. Además, el abuso de alcohol puede provocar grados variables de daño hepático que van desde el hígado graso hasta la cirrosis terminal.

De especial preocupación son los efectos que provoca el alcohol en el desarrollo intrauterino del feto cuando la madre consume alcohol. El uso de alcohol durante el embarazo puede producir una serie de malformaciones, lo que se denomina Síndrome Alcohólico Fetal. Por otra parte, aun en ausencia de teratogenia física, estudios en modelos animales y en humanos muestra evidencia de teratogenia conductual [1].

En el informe anual de la situación de las drogas en Chile del año 2006 (CONACE, 2006)[1] se expresa lo siguiente: "es interesante comentar el hecho de que muchas personas que presentan dificultades en ciertas áreas de su vida con relación al consumo de alcohol, no necesariamente presentan características relacionadas con alguno de los diagnósticos clásicos sobre el tema, tales como *dependencia a alcohol* o *abusadores de alcohol*. Por ello se ha acuñado el término *bebedor problema*". El Ministerio de Salud de Chile usa el término "beber problema" para referirse a cualquier forma de ingestión de alcohol que directa o indirectamente provoca consecuencias negativas para el individuo o para terceros, en las áreas de salud, armonía familiar, rendimiento laboral o escolar. Esto, debido a que el alcohol puede generar consecuencias nefastas para el individuo o su entorno, incluso en individuos que no presentan un cuadro adictivo propiamente tal.

Las siguientes preguntas corresponden a la encuesta breve propuesta por CONACE para ayudar a detectar problemas respecto de la ingesta de alcohol:

- ¿Ha tenido problemas con su familia o amigos a causa del trago?
- ¿Ha perdido amigos(as) por el trago?
- ¿Ha tenido ganas de disminuir lo que bebe?
- ¿Le ha ocurrido en ocasiones que sin darse cuenta termina tomando más de lo que piensa?
- ¿Ha tenido que tomar alcohol en las mañanas?
- ¿Le ha ocurrido que al despertar, después de haber bebido, recuerda sólo parte de lo que pasó?
- ¿Le molesta que lo critiquen por la forma en que toma?

[1] http://www.conace.cl/inicio/pdf/Obser_ok.pdf

En este capítulo se revisará la evidencia científica que existe sobre los efectos del alcohol y sobre los mecanismos que determinan su potencial adictivo. El etanol, nombre químico del alcohol que se consume, tiene características cinéticas muy especiales y su conocimiento ayuda a entender por qué los distintos individuos, hombres y mujeres, responden de manera diferente a cantidades similares de ingesta.

Numerosos estudios epidemiológicos (Figura 10) han mostrado que la vulnerabilidad al alcoholismo es mayor en familias con antecedentes de alcoholismo (vulnerabilidad genética). También se ha observado que la incidencia de alcoholismo aumenta cuando el consumo se comienza a menor edad [2] (mayor vulnerabilidad del adolescente debido a las características del cerebro adolescente), lo que ha sido interpretado como el efecto de un sistema límbico, por una parte más activo, y por otra, menos efectivamente modulado por la corteza orbitofrontal durante la adolescencia [3].

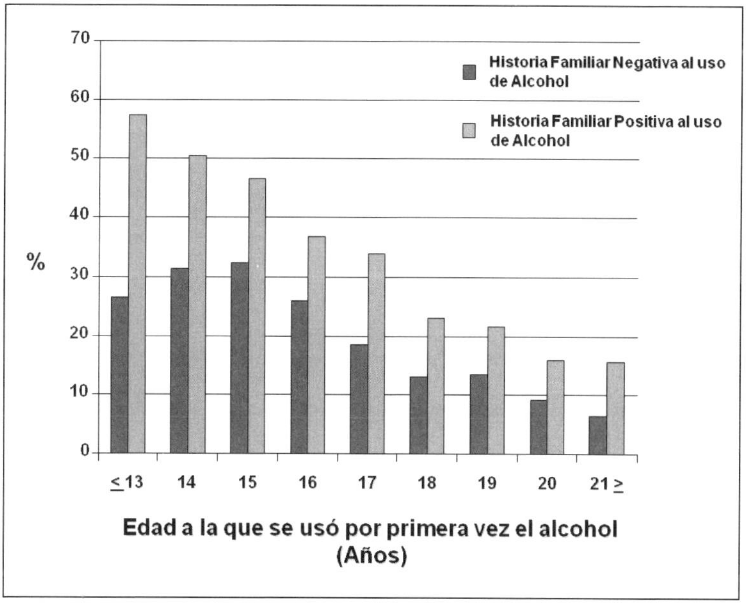


**Figura 10.** Prevalencia de alcoholismo de acuerdo a la edad de inicio y a los antecedentes familiares de alcoholismo

Fuente: http://pubs.niaaa.nih.gov/publications/arh22-2/144-148.pdf

## ASPECTOS FARMACOCINÉTICOS DEL ALCOHOL

La fármacocinética es la rama de la farmacología que estudia cómo los fármacos, drogas o remedios ingresan al torrente sanguíneo y cómo y cuánto de lo que ingresa al organismo llega al o a los sitios en que producen su acción. En síntesis, es lo que "el cuerpo le hace al fármaco".

Antes de revisar los aspectos cinéticos del etanol, es preciso mencionar que las bebidas alcohólicas tienen distintos porcentajes de etanol que van desde 2,5-4% en las cervezas hasta 55% en licores fuertes. Una copa de vino (200 cc) tiene aproximadamente 10 gramos (gr) de etanol.

Se sabe que una concentración de etanol en la sangre de 0,5 gr/lt puede generar alteraciones sensitivas. El individuo se vuelve más desinhibido, más locuaz y con una actitud discutidora. A 1gr/lt se observa descoordinación motora y nistagmus (movimientos descoordinados de los ojos).

En la Tabla 2, se compara la disposición legal de Inglatera de 2009 con la de Chile, referida al expendio y consumo de bebidas alcohólicas, advirtiéndose criterios ostensiblemente divergentes respecto al mínimo de alcohol permitido para poder conducir.

**Tabla 2.** Disposición legal (año 2009) en Inglaterra y Chile respecto a la concentración sanguínea de alcohol

| INGLATERRA | CHILE * |
|---|---|
| > 0,08 gr/Lt<br>No está permitido conducir | 0 - 0,49 gr/Lt<br>Falta leve |

* Ley N° 19.925 sobre expendio y consumo de bebidas alcohólicas.

¿Cómo calcular cuántos gramos de alcohol se debe ingerir para tener 0,5 gramos de etanol por cada litro de sangre?

Debido a sus características físico-químicas, el etanol accede fácilmente al agua corporal, que corresponde aproximadamente al 60% del peso corporal de un individuo. Un sujeto que pesa 70 kilos tiene alrededor de 42 litros de agua y el alcohol que ingiera se distribuirá en ese volumen.

Por lo tanto para llegar a 0,5 gramos de alcohol en cada litro de sangre el sujeto de 70 kilos requiere ingerir 0,5 gr x 42 lt de etanol, es decir 21 gramos. Por lo tanto, con dos a tres copas de vino se alcanzan los 0,5 gramos de alcohol por litro de sangre.

Aproximadamente 0,5 gramos de etanol por litro provocan efectos moderados; sin embargo, 5 gramos de etanol por litro pueden ser letales. ¿A qué se debe esto? La ciencia aún no ha podido resolver esta pregunta, pero sí se puede afirmar que el efecto del alcohol es similar al de los anestésicos generales para los cuales un mínimo aumento en la dosis puede tener efectos muy nocivos.

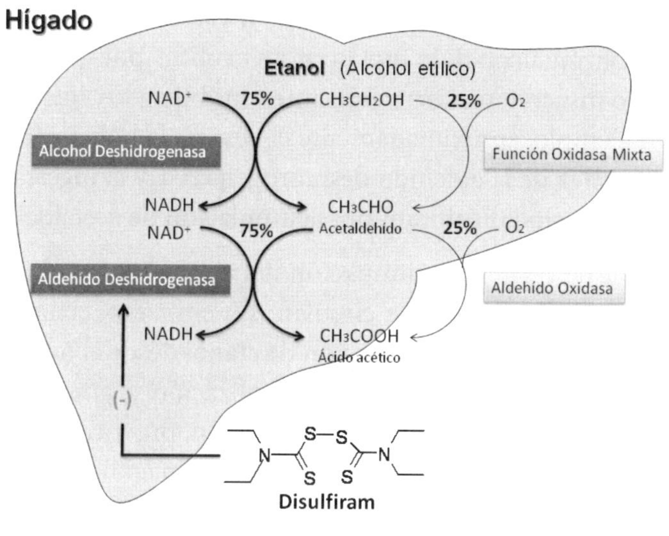


**Figura 11.** Metabolismo del alcohol en el hígado

El etanol es metabolizado en el hígado a acetaldehído por la acción de la enzima alcohol deshidrogenasa y luego a ácido acético por la enzima acetaldehído deshidrogenasa (Figura 11). Esta metabolización u oxidación del alcohol lleva a cambios en el estado redox del hepatocito. El cofactor NAD+ es transformado a NADH, tóxico para la célula hepática.

El hígado tiene una capacidad limitada de metabolizar etanol que depende de la disponibilidad del cofactor NAD+. Cuando esta disponibilidad se satura debido a la ingesta de mayores dosis de etanol, se acumula acetaldehído. La acumulación de acetaldehído es la responsable del malestar, náuseas y enrojecimiento de la piel que se experimenta cuando se ingiere concentraciones de etanol mayores que las que puede manejar el hígado minuto a minuto. El tratamiento del alcoholismo con disulfiram (inhibidor de la acetaldehído deshidrogenasa) consiste en generar esta especie de intoxicación con dosis bajas de alcohol con el objetivo de generar una respuesta de aversión al consumo de alcohol.

Se ha demostrado que en el estómago también hay alcohol deshidrogenasa y que las mujeres tienen menos alcohol deshidrogenasa que los hombres en la mucosa del estómago [4]. Esta observación permite explicar por qué las mujeres experimentan mayores efectos con menores niveles de ingesta de alcohol que los hombres. También se ha mostrado que existen variantes genéticas de las enzimas que metabolizan alcohol, lo que permite explicar por qué algunos individuos, hombres o mujeres, son especialmente sensibles a los efectos intoxicantes del etanol. Por ejemplo, aproximadamente el 50% de la población asiática tiene una variante inactiva de la aldehído deshidrogenasa-1 y la ingesta de etanol les genera una reacción tipo disulfiram por acumulación de acetaldehído.

A dosis bajas de etanol, la eliminación del alcohol desde el organismo depende de los niveles de etanol que circulan; sin embargo, cuando se satura el sistema de metabolización, la eliminación de etanol desde el organismo se hace constante (Tabla 3), ya que la tasa de metabolización y, por ende, la cantidad eliminada no dependen de los niveles que circulan, provocando una acumulación y tomando un tiempo muy largo para su eliminación. Una demostración empírica de este hecho fue realizada por el Dr. Kalant y su grupo de investigación en la Universidad de Toronto en Canadá en el año 1975 [5]. Estos investigadores estudiaron los niveles de etanol sanguíneo luego de una ingesta única de etanol de 4,8 gr/kg o de la misma dosis dividida en cuatro dosis de 1,2 gr/kg (Figura 12).

**Tabla 3.** Tasa de eliminación máxima de alcohol en humanos

| ELIMINACIÓN MÁXIMA DE ALCOHOL |
|---|
| 7,0-10,0 gr/Hr |
| 100,0-120,0 mg/Kg/Hr |

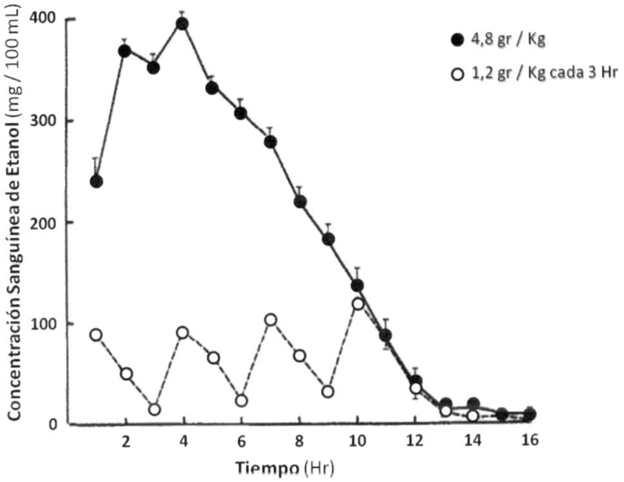


Adaptado de Kalant H, Khanna JM, Seymour F, Loth J. Acute alcoholic fatty liver–metabolism or stress. Biochem Pharmacol. 24:431, 1975.

**Figura 12.** Diferencia en la concentración sanguínea de etanol de acuerdo a la dosificación [5]

## Efectos agudos del etanol

Los efectos agudos de etanol se observan tanto en el SNC como en otros sistemas, y dependen de la dosis (Tabla 4), del estado del sujeto y de la variabilidad individual en la metabolización del alcohol. A nivel del SNC, los efectos van desde la euforia hasta el coma. A nivel cardiovascular, el alcohol provoca vasodilatación, la que a su vez provoca sensación de calor. Sin embargo, como la vasodilatación es una forma de pérdida de calor desde el cuerpo, la ingesta de alcohol provoca hipotermia y una dificultad de controlar la temperatura corporal. También provoca un aumento de las secreciones salival y gástrica. Otro efecto evidente del uso de alcohol es el aumento en la micción debido a la disminución de la hormona antidiurética. El alcohol genera una serie de cambios en el estado de ánimo y en la socialización de los individuos.

**Tabla 4.** Relación entre la concentración sanguínea de etanol y sus efectos (CONACE)

| CONCENTRACIÓN SANGUÍNEA DE ALCOHOL (GR/LT) | ESTADO MENTAL | CONDUCTA | MOVIMIENTOS Y PERCEPCIONES |
|---|---|---|---|
| < 0,5 | Leve alegría. | Apropiada | Leve lentitud y/o torpeza. |
| 0,5-1,0 | Alegría, menor juicio, menor concentración. | Desinhibición social. | Lentitud, torpeza, disminución del campo visual. |
| 1,0-1,5 | Emociones inestables, confusión. | Descontrol (mal genio), agresividad. | Lengua traposa, andar tambaleante, visión doble. |
| 1,5-2,0 | Incoherencia, tristeza, rabia. | Mayor descontrol, mareo, vómitos. | Dificultad para hablar y caminar. |
| 2,0-3,0 | Escasa conciencia. | Apatía e inercia. Incontinencia de esfínteres. | Incapacidad de hablar y caminar. |
| 3,0-4,0 | Coma (inconciencia) | Ausente | Ausencia de reflejos y sensibilidad. |

## Efectos del uso crónico de alcohol

El uso crónico abusivo de etanol provoca efectos directos y como consecuencia del déficit nutricional asociado a su abuso. En especial se ha observado que el uso crónico de alcohol provoca un déficit de vitamina B9 (ácido fólico) y de vitamina B1 (tiamina). El abuso crónico de etanol lleva a un daño neurológico irreversible. En el hígado se producen daños progresivos que van desde el hígado graso, la inflamación persistente hasta la necrosis (cirrosis).

## DESÓRDENES NEUROLÓGICOS INDUCIDOS POR EL ABUSO CRÓNICO DEL ALCOHOL

Existe un sinnúmero de trabajos científicos que han estudiado los posibles mecanismos que desencadenan el daño neurológico inducido por el alcohol. El alcohol provoca el síndrome de Wernicke-Korsakoff y la psicosis de Korsakoff, desórdenes neurológicos que se asocian a la deficiencia de vitamina B1. Entre los síntomas están la dificultad para controlar movimientos, especialmente de las piernas; la confusión mental y problemas oculomotores. No siempre se observan los tres síntomas. Se ha mostrado que existen regiones del cerebro más sensibles frente a la carencia de vitamina B1, como el cerebelo, responsable del control de los movimientos involuntarios.

Para estudiar la hipótesis que la deficiencia de vitamina B1 es responsable del daño cerebelar asociado al alcoholismo, Mullohand y cols. [6] usaron rebanadas de cerebelo de rata y las mantuvieron en condiciones de cultivo (cultivo organotípico) para mantener la integridad tisular intacta. Luego expusieron las rebanadas al compuesto piritiamina, el cual genera una disminución significativa del contenido de vitamina B1. La exposición de las rebanadas a piritiamina generó un cierto grado de muerte celular. La exposición durante 11 días a una dosis de alcohol generó una necrosis marginal. Sin embargo, cuando las rebanadas se expusieron a piritiamina más alcohol en las mismas dosis que se usaron para cada uno por separado, se observó una necrosis significativamente mayor que la necrosis inducida sólo por la carencia de vitamina B1.

Como corolario cabe agregar que la ingesta de dosis suficientes de vitamina B1 por alcohólicos podría evitar o disminuir el daño neurológico. De ahí que se proponga tener alimentos enriquecidos en vitamina B1 en bares y administrar un suplemento de vitamina B1 a alcohólicos.

La evidencia sugiere que no todo el daño neurológico inducido por etanol se debe a la carencia de vitamina B1. El etanol disminuye la actividad de los receptores a glutamato tipo NMDA. Estos receptores permiten el influjo de calcio a las neuronas. La hipótesis en estudio es que la inhibición recurrente de los receptores NMDA provocada por el uso crónico de alcohol lleva a una sensibilización de estos receptores y, que en ausencia de etanol, se sobreactivarían, aumentando la posibilidades de toxicidad por estimulación excesiva mediada por glutamato. Basados en esta hipótesis, nuevas estrategias farmacológicas destinadas a tratar el síndrome de privación de alcohol incluyen el uso de agentes moduladores de la actividad glutamatérgica, tales como acamprosato y topiramato.

## MECANISMO DE ACCIÓN DEL ALCOHOL

El etanol es una droga de abuso debido a sus efectos en el cerebro. Las preguntas que surgen al respecto son: 1) ¿cuáles son los mecanismos que generan su efecto placentero? 2) ¿hay sistemas de neurotransmisores específicos sobre los cuales actúa el etanol? 3) ¿hay otros blancos en la acción del etanol no relacionados con neurotransmisores específicos?

Para empezar debemos afirmar que el etanol, igual que todas las drogas de abuso, es capaz de aumentar la liberación de dopamina en el núcleo accumbens. La dopamina en el núcleo accumbens proviene de las neuronas dopaminérgicas del área tegmental ventral en el cerebro medio. Sin embargo, a diferencia de las otras drogas de abuso, en el caso del etanol no se ha reconocido ningún blanco molecular directo y específico. Actualmente, se piensa que el etanol, en forma similar a los anestésicos generales, actúa en varios receptores para distintos neurotransmisores y en especial activando los receptores ionotrópicos inhibitorios de GABA, y disminuyendo la actividad de los receptores de glutamato tipo NMDA. En ambos casos, el etanol afecta a regiones hidrofóbicas de los receptores, distintas del sitio donde el respectivo neurotransmisor se une.

El potencial adictivo del etanol se ha mostrado claramente en animales de experimentación. Rood y cols. [7] mostraron que las ratas son capaces de sostener la autoadministración de etanol cuando éste se administra a través de una cánula implantada en el área tegmental ventral. Como se mencionó en el capítulo 5 sobre los opiáceos, la morfina y otros opiáceos aumentan la liberación de dopamina en el núcleo accumbens, debido a que aumentan la actividad de las neuronas dopaminérgicas del área tegmental ventral, en forma indirecta, inhibiendo interneuronas GABAérgicas que mantienen un freno inhibitorio sobre las neuronas dopaminérgicas. Este efecto de opiáceos se conoció en el año 1983 [8] y sólo en el año 2007 se ha publicado evidencia que algo similar ocurre con la administración aguda de alcohol [9].

El etanol induciría la activación de receptores opioides en las neuronas GABAérgicas mediante un mecanismo indirecto, ya que no tiene acción directa sobre los receptores opioides. Jarjour y cols. [10] han publicado recientemente evidencia que muestra que la administración aguda de etanol induce la liberación de endorfina en el área tegmental ventral. Aún se desconoce cómo estos cambios inducidos por la administración aguda de etanol gatillan el proceso adictivo en sujetos susceptibles. Igual que para las otras drogas de abuso, se piensa que el abuso de alcohol determina cambios plásticos perdurables en el circuito de la motivación que explicarían la pérdida del control sobre su ingesta que caracteriza al alcoholismo.

Mediante estudios con tomografía de emisión de positrones (PET), se ha mostrado que la ingesta aguda de etanol induce la liberación de dopamina en el núcleo accumbens de humanos [11]. Para ello se utilizó un antagonista de receptores para dopamina, racloprida, marcado con el isótopo pesado $C^{11}$. El antagonista se une a los receptores y compite con el neurotransmisor endógeno. Una mayor presencia de dopamina en el espacio sináptico, debido a una mayor liberación de dopamina, desplaza la racloprida unida al receptor. Este desplazamiento se mide como una disminución de la marca en la región del cerebro donde se une. Por lo tanto, una menor marca de racloprida indica una mayor liberación de dopamina. Este tipo de análisis ha corroborado lo observado en animales de experimentación, y a la vez abre la posibilidad de examinar si el consumo abusivo crónico de etanol determina cambios en la intensidad del efecto o en el número de receptores para dopamina en regiones específicas del cerebro. Medidas especiales deben tomarse para que el sujeto bajo análisis no se entere si está ingiriendo etanol o el vehículo solamente. Para ello, los experimentadores usaron el etanol en jugo de naranja y otros controles.

Como síntesis de lo antes tratado es posible mencionar lo siguiente:

- A diferencia de todas las otras drogas de abuso, el etanol NO actúa en receptores específicos.
- Su potencia es muy baja y es necesario concentraciones milimolares a molar para su acción (gramos). Otras drogas actúan a concentraciones mucho menores del orden micro a nanomolar.

- Su efecto es muy similar al de los anestésicos generales. De hecho se usó como anestésico en la antigüedad, pero es muy tóxico.

## SÍNDROME DE ABSTINENCIA O PRIVACIÓN DEL ALCOHOL

El uso crónico del etanol provoca cambios notorios en la sensibilidad de receptores para neurotransmisores. La falta de etanol, en individuos abusadores crónicos de etanol, provoca el síndrome de abstinencia de alcohol.

El síndrome de abstinencia de alcohol presenta algunos o todos de los siguientes síntomas: sudoración, temblores, sed, insomnio, cefaleas, agitación, náuseas, vómitos, irritabilidad, anorexia, taquicardia y delirium tremens.

El tratamiento indicado para el síndrome de abstinencia de alcohol son las benzodiazepinas. Se ha observado dependencia cruzada con las benzodiazepinas (Diazepam). Si el síndrome de privación es muy leve basta con hidratar y aportar vitamina B1.

Se espera que el aumento en el conocimiento de los mecanismos moleculares asociados a los efectos agudos y crónicos de etanol ayude al desarrollo de nuevas estrategias de tratamiento más eficaces.

## BIBLIOGRAFÍA


1. Huang YC, Lo HY, Chaou WT. Fetal alcohol spectrum disorder: report of one case. Acta Paediatr Taiwan 2008; 49(1):28-30.
2. Grant BF, Dawson DA. Age at onset of alcohol use and its association with DSM-IV alcohol abuse and dependence: results from the National Longitudinal Alcohol Epidemiologic Survey. J Subst Abuse 1997; 9:103-10.
3. Brenhouse HC, Sonntag KC, Andersen SL. Transient D1 dopamine receptor expression on prefrontal cortex projection neurons: relationship to enhanced motivational salience of drug cues in adolescence. J Neurosci 2008; 28(10):2375-82.
4. Baraona E, Abittan CS, Dohmen K, Moretti M, Pozzato G, Chayes ZW, Schaefer C, Lieber CS. Gender differences in pharmacokinetics of alcohol. Alcohol Clin Exp Res 2001; 25(4):502-7.
5. Kalant H, Khanna JM, Seymour F, Loth J. Acute alcoholic fatty liver--metabolism or stress. Biochem Pharmacol 1975;24(3):431-4.
6. Mulholland PJ, Self RL, Stepanyan TD, Little HJ, Littleton JM, Prendergast MA. Thiamine deficiency in the pathogenesis of chronic ethanol-associated cerebellar damage in vitro. Neuroscience 2005; 135(4):1129-39.
7. Rodd ZA, Melendez RI, Bell RL, Kuc KA, Zhang Y, Murphy JM, McBride WJ. Intracranial self-administration of ethanol within the ventral tegmental area of male Wistar rats: evidence for involvement of dopamine neurons. J Neurosci 2004; 24(5):1050-7.
8. Gysling K, Wang RY. Morphine-induced activation of A10 dopamine neurons in the rat. Brain Res 1983; 277(1):119-27.
9. Xiao C, Zhang J, Krnjevic K, Ye JH. Effects of ethanol on midbrain neurons: role of opioid receptors. Alcohol Clin Exp Res 2007; 31(7):1106-13.
10. Jarjour S, Bai L, Gianoulakis C. Effect of acute ethanol administration on the release of opioid peptides from the midbrain including the ventral tegmental area. Alcohol Clin Exp Res 2009; 33(6):1033-43.
11. Boileau I, Assaad JM, Pihl RO, Benkelfat C, Leyton M, Diksic M, Tremblay RE, Dagher A. Alcohol promotes dopamine release in the human nucleus accumbens. Synapse 2003; 49(4):226-31.

CAPÍTULO 7

# Psicoestimulantes: anfetamina y cocaína

**José Fuentealba**

El fenómeno de las drogas en nuestro país ha sido considerado como uno de los temas sociales más emergentes de las dos últimas décadas y la mayoría de las encuestas de opinión lo incluyen dentro de los diez temas de mayor preocupación ciudadana, junto con la delincuencia, la salud y la educación entre otros. Según los resultados obtenidos por CONACE en su sexto estudio nacional de drogas (2006) [1], el porcentaje de personas que declaran haber usado alguna droga ilícita en los últimos 12 meses previos a la encuesta es de 5,8%, estimándose que unas 508 mil personas han usado drogas ilícitas recientemente en Chile. Las sustancias ilícitas más usadas en nuestro país son marihuana (5,3%), clorhidrato de cocaína (1,3%) y pasta base de cocaína (0,6%).

En relación con el uso de fármacos sin prescripción médica, el 3% de la población entre 12 y 64 años de edad ha usado algún tipo de tranquilizante benzodiazepínico en los últimos 12 meses previos a la encuesta y un 0,4% usó algún tipo de estimulante como anfetamina o metanfetamina. Estos datos obtenidos por CONACE en Chile son un fiel reflejo de la situación mundial en lo relacionado al uso de drogas ilícitas, ya que según los datos del World Drug Report de 2006, de los 4.102 millones de personas en todo el mundo entre 15 y 64 años de edad, unos 200 millones de personas (4,9%) han usado alguna droga ilícita en el último año.

## ASPECTOS FARMACOCINÉTICOS

Los estimulantes son drogas que producen un aumento de la excitación, una mejora del rendimiento en tareas de vigilia y alerta, y una sensación de confianza en sí mismo y de bienestar. Dentro de esta clasificación caen drogas de distinta naturaleza como lo son la anfetamina y la cocaína. Desde el punto de vista químico, la anfetamina es una fenilisopropanolamina β racémica y la cocaína, el ester bencílico de la ecgonina, alcaloide derivado del tropano parecido a la atropina (Figura 13) [2].

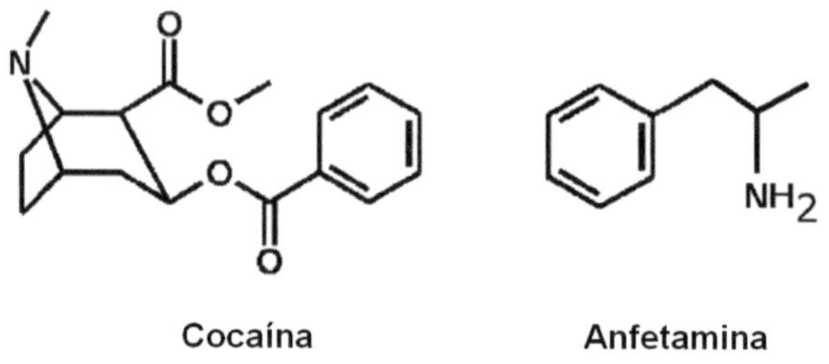


**Figura 13.** Estructura química de cocaína y anfetamina

La anfetamina se absorbe rápidamente a través del tracto gastrointestinal y atraviesa la barrera hematoencefálica. Se excreta principalmente a través de la orina sin metabolizar y su velocidad de excreción se incrementa cuando la orina se acidifica. El tiempo de vida media plasmático de la anfetamina varía entre 5 a 20-30 horas dependiendo de la velocidad de flujo de la orina y del pH urinario [3].

La cocaína se absorbe rápidamente por distintas vías de administración. Las formas ilícitas de la cocaína son el clorhidrato, la base libre (*crack*) y la pasta base de cocaína, cuya baja y variable concentración de cocaína la hacen una droga de difícil estudio y que por lo tanto no será abordada en este capítulo. El clorhidrato de cocaína se puede administrar por vía nasal e intravenosa, en tanto que la base libre y la pasta base de cocaína se absorben a través de la circulación pulmonar después de ser fumadas, generando una rápida sensación de euforia. El tiempo de vida media plasmático de la cocaína es de aproximadamente 50 minutos, siendo su principal vía de metabolización la hidrólisis de cada uno de sus grupos éster (Figura 14). El principal metabolito de la cocaína es la benzoilecgonina, producida luego de perder el grupo metilo de su estructura; esta molécula se encuentra tanto en la orina como en el pelo y su detección resulta útil para identificar el uso de cocaína [2].

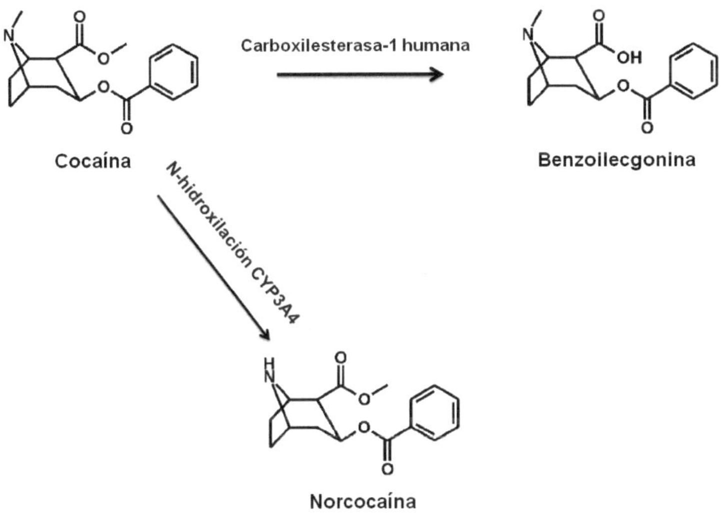


**Figura 14.** Estructura química de la cocaína y sus principales metabolitos

## ASPECTOS FARMACODINÁMICOS

Un par de características que comparten la anfetamina y la cocaína es que después de administrada una dosis aguda, estas producen un aumento en los niveles extracelulares sinápticos de dopamina en el cerebro, lo que se acompaña de un incremento en la actividad locomotora de los animales de experimentación [2]. A estas dos características, la primera neuroquímica y la segunda conductual, subyacen distintos fenómenos biológicos de tipo celular y molecular que serán parte importante del desarrollo de este capítulo.

Para investigar tanto las características cualitativas, cuantitativas como temporales de los cambios que se generan en el cerebro después de una administración tanto aguda como crónica de una droga de abuso, se utilizan como modelo experimental ratas y ratones criados en laboratorios especializados en su mantención. Por lo anterior es necesario poner en evidencia que estos animales potencialmente pueden llegar a desarrollar conductas de tipo adictivo. Según la última versión del "Manual de Diagnóstico de la Sociedad Americana de Psiquiatría" (DSM-IV) [4], el criterio para el diagnóstico de dependencia a sustancias incluye patrones conductuales característicos, tales como una dificultad para dejar de consumir la sustancia, el alto valor de motivación que se le asigna a la búsqueda de la sustancia –con abandono progresivo de otras actividades– y el consumo de ésta a pesar de las consecuencias adversas. Estas conductas pueden ser recreadas en animales entrenados a autoadministrarse drogas de abuso.

Deroche-Gamonet y cols. [5] mostraron que después de la autoadministración de cocaína durante tres meses, el 15% de los animales que se autoadministraron la droga exhiben todos los criterios asociados a una conducta de tipo adictiva; esto es, presentar una conducta de búsqueda persistente de la cocaína, consumir la droga a pesar de recibir un castigo asociado a la entrega de ésta y ser capaz de esforzarse cuando se le exige un mayor trabajo para recibir la cocaína. El hecho de que del total de ratas que aprendieron a autoadministrarse la cocaína sólo un porcentaje muestre una conducta de tipo adictiva, sugiere que junto con la droga existen más variables que pueden determinar el desarrollo de un consumo patológico de drogas; determinantes genéticas, estrés o comorbilidad con otras patologías psiquiátricas se están estudiando actualmente con el objeto de entender los aspectos neurobiológicos que subyacen, por ejemplo, al dato estadístico de CONACE que muestra una tasa de dependencia de quienes usan cocaína cercana a un 35% (3 de cada 10 usuarios) [1].

## NIVELES EXTRACELULARES DE DOPAMINA

Una característica que comparten las drogas de abuso cuando se administran en forma aguda es que producen aumento en los niveles extracelulares de dopamina en un núcleo del cerebro denominado núcleo accumbens [6]. Drogas como el etanol, la nicotina, la cocaína y la anfetamina incrementan la concentración extracelular de dopamina en este núcleo del cerebro que forma parte de un circuito esencial de los cambios que generan las drogas de abuso y que se denomina circuito de la motivación. La evidencia sugiere que esta modificación en la neurotransmisión dopaminérgica, clasificada como un cambio neuroplástico, facilita el aprendizaje asociativo que vincula a la droga con sus efectos recompensantes y las claves ambientales asociadas a su consumo [7]. Esta modificación en la neurotransmisión dopaminérgica traería como consecuencia un incremento en la motivación hacia la búsqueda de la droga (*drug wanting*) que no necesariamente se acompaña de un efecto placentero después de la ingesta de la droga (*drug liking*) [7]. Es más, muchas veces lo que el adicto obtiene es puro dolor, pese a lo cual sigue buscando el placer que no llega.

Las evidencias en relación a los cambios neuroplásticos que se producen en el cerebro de humanos adictos a drogas de abuso provienen de la utilización de técnicas modernas de imagenología tales como la tomografía por emisión de positrones (PET), la resonancia magnética funcional (FMRI) y la resonancia magnética espectroscópica (MRS).

Utilizando la técnica de PET, que mide la emisión de isótopos radioactivos que se unen a proteínas específicas, se ha obtenido evidencia que sugiere un incremento por sobre los niveles fisiológicos en los niveles de dopamina después de una dosis aguda de un psicoestimulante como anfetamina, que se asocia a la sensación subjetiva de euforia descrita por los pacientes. Este efecto agudo de un psicoestimulante se aprecia tanto en el cerebro de un sujeto normal como en el cerebro de un adicto; sin embargo, el consumo crónico de un psicoestimulante se asocia con una disminución en la expresión del receptor de dopamina del tipo 2 (D2), cuya actividad controla los niveles basales de dopamina en el cerebro. Este efecto neuroplástico sobre la expresión de los receptores D2 persiste por meses después de descontinuar el uso de la droga [8].

Tal como se dijo antes, todas las drogas de abuso aumentan los niveles extracelulares de dopamina en el núcleo accumbens. Lo interesante es que el mecanismo por el cual generan este efecto es distinto para cada droga; por ejemplo, la morfina aumenta la liberación de dopamina en el núcleo accumbens mediante la inhibición de neuronas de tipo GABA en el núcleo del cerebro que da origen al circuito de la recompensa, denominado área tegmental ventral [9]. En cambio, la cocaína bloquea la captura de la dopamina liberada, generando un aumento en los niveles de dopamina en el núcleo accumbens y otras regiones cerebrales mediante su interacción con una proteína de membrana denomina transportador de dopamina [10].

## TRANSPORTADOR DE DOPAMINA

El transportador de dopamina es una proteína de transmembrana que tiene como sustrato de alta afinidad a la dopamina y cumple la función de hacer ingresar la dopamina desde el espacio sináptico hacia el interior de la neurona. Junto al receptor D2 de dopamina tiene como objetivo controlar la liberación de dopamina desde el terminal sináptico. La cocaína y la anfetamina también presentan afinidad por el transportador de dopamina, lo cual ha llevado a sugerir que sería el bloqueo de esta proteína y la disminución en su funcionamiento el mecanismo molecular responsable del aumento en los niveles extracelulares de dopamina después de la administración aguda de estas drogas. Sin embargo, la afinidad al transportador de dopamina que muestran ambos psicoestimulantes es distinta: la cocaína presenta una mayor afinidad al transportador de dopamina en comparación con la anfetamina [10]. Esta evidencia molecular junto con trabajos posteriores a nivel de la biología celular han llevado al consenso de que la cocaína efectivamente bloquea el transportador de dopamina y evita que ésta sea ingresada al interior de la neurona. La anfetamina por su parte, que es en realidad un sustrato del transportador de dopamina, es transportada hacia el interior de la neurona generando así un cambio en el sentido del transporte de dopamina, lo cual trae como consecuencia una salida del neurotransmisor desde la neurona hacia el espacio extracelular [11].

La actividad del transportador de dopamina contribuye de manera importante al efecto estimulante de la actividad locomotora que se observa después de la administración aguda de cocaína o anfetamina. Lo interesante es que la magnitud del aumento en la actividad locomotora después de una dosis aguda de cocaína o anfetamina presenta una distribución del tipo gaussiano, en la que es posible separar a los animales en dos grupos: "respondedores altos" y "respondedores bajos". La evidencia experimental muestra que los animales "respondedores altos" a cocaína presentan una mayor actividad del transportador de dopamina en comparación con los animales clasificados como "respondedores bajos" a cocaína. En lo que dice relación a la anfetamina, la actividad del transportador de dopamina no presenta diferencias significativas entre animales "respondedores altos" y "respondedores bajos", sugiriendo la participación de otras proteínas y neurotransmisores en el efecto estimulante locomotor de la anfetamina (13).

## SENSIBILIZACIÓN CONDUCTUAL

El proceso de sensibilización conductual respecto de psicoestimulantes dice relación con el aumento de la respuesta locomotora horizontal de una rata después de la administración repetida de una misma dosis de un psicoestimulante como anfetamina o cocaína. Esta sensiblización locomotora va acompañada de una sensibilización dopaminérgica en el núcleo accumbens, que se traduce en un aumento en la liberación de dopamina después de una administración aguda de la droga y en forma concomitante en una disminución en los niveles extracelulares basales de dopamina, que ha sido asociada con la anhedonia que muestran los sujetos adictos [12]. Se ha mostrado que el desarrollo de sensibilización locomotora es una condición *sine qua non* asociada a las recaídas en el paradigma de autoadministración de cocaína [13].

El mayor consenso en torno a la evidencia que muestra los cambios neuroplásticos que se generan durante el desarrollo y en la expresión de la sensibilización locomotora respecto de psicoestimulantes proviene de estudios en los núcleos del cerebro que forman parte del circuito de la recompensa, tales como el área tegmental ventral, la corteza prefrontal y el núcleo accumbens. Los resultados sugieren que el desarrollo de sensibilización locomotora tanto respecto de anfetamina como de cocaína comparten muchas características, existiendo sutiles pero importantes diferencias entre ambos procesos. Por ejemplo, la administración repetida de cocaína resulta en un incremento en su capacidad para aumentar la liberación de dopamina en el núcleo accumbens y una disminución de esta capacidad en la corteza prefrontal; la administración repetida de anfetamina resulta en un incremento en su capacidad de aumentar la liberación de dopamina en ambas estructuras (ver discusión en [14]). Además, la contribución de los distintos neurotransmisores al proceso de sensibilización locomotora difiere entre cocaína y anfetamina. En la sensibilización mediante cocaína, la depleción de dopamina en la corteza prefrontal aumenta la actividad locomotora después de una administración aguda de la droga; en el caso de la anfetamina es el bloqueo de receptores al neurotransmisor serotonina lo que genera un aumento en la actividad locomotora después de una dosis aguda de la droga. Lo anterior sugiere que los neurotransmisores dopamina y serotonina actúan como un control sobre la respuesta locomotora respecto de la cocaína y la anfetamina [15]. El potencial terapéutico de estas observaciones está siendo exhaustivamente estudiado.

## CONCLUSIONES

La información entregada en este capítulo pone en evidencia el potencial adictivo de las drogas psicoestimulantes y sugiere que los mecanismos neurobiológicos que subyacen al desarrollo de conductas adictivas son distintos para la anfetamina y la cocaína.

Una evidencia de relevancia es aquella que nos muestra que el sólo consumo de una sustancia no *(necesariamente)* genera el desarrollo de una conducta adictiva. Se necesitan más variables, como la predisposición genética y el entorno ambiental, para incrementar la probabilidad de desarrollar esta patología. El trabajo de Deroche-Gamonet y cols. [5] nos muestra que sólo un porcentaje de las ratas que consumen cocaína desarrollan una conducta adictiva. ¿Qué diferencia a unas de las otras? Esta pregunta encontró una respuesta cuando al total de las ratas se les sometió a una sesión de tres horas en la que podían administrarse cocaína *ad libitum*: las ratas "adictas" muestran poco control conductual y se autoadministran una cantidad de cocaína significativamente mayor que el otro grupo de ratas. Una proyección de este fenómeno hacia nuestra realidad social, por cierto osada desde la perspectiva de experimentos científicos, implica por una parte entender la adicción como un fenómeno de íntima relación entre la droga y el sujeto, y asumir la existencia de grupos de individuos vulnerables. Por otra parte, implica reconocer la importancia de estudiar parámetros conductuales observables que nos permitan detectar los individuos vulnerables y así hacer más eficaz la prevención y el tratamiento.

## BIBLIOGRAFÍA


1. Observatorio Chileno de Drogas Informe Anual de la Situación de las Drogas en Chile Santiago, 2006.
2. Las bases farmacológicas de la terapéutica 11ª edn: Laurence L. Brinton, 2007.
3. Rang and Dale's Pharmacology 6ª edn, 2007.
4. Diagnostic and Statistical Manual of Mental Disorder 4ª edn. Washington, DC: American Psychiatric Association.
5. Deroche-Gamonet V, Belin D, Piazza PV. Evidence for addiction-like behavior in the rat. Science 2004; 305(5686):1014-7.
6. Di Chiara G, Imperato A. Drugs abused by humans preferentially increase synaptic dopamine concentrations in the mesolimbic system of freely moving rats. Proc Natl Acad Sci USA 1988; 85(14):5274-8.
7. Kalivas PW, O'Brien C. Drug addiction as a pathology of staged neuroplasticity. Neuropsychopharmacology 2008; 33(1):166-80.
8. Volkow ND, Fowler JS, Wang GJ, Swanson JM, Telang F. Dopamine in drug abuse and addiction: results of imaging studies and treatment implications. Arch Neurol 2007; 64(11):1575-9.
9. Gysling K, Wang RY. Morphine-induced activation of A10 dopamine neurons in the rat. Brain Res 1983; 277(1):119-27.
10. Ritz MC, Lamb RJ, Goldberg SR, Kuhar MJ. Cocaine receptors on dopamine transporters are related to self-administration of cocaine. Science 1987; 237(4819):1219-23.
11. Sulzer D, Sonders MS, Poulsen NW, Galli A. Mechanisms of neurotransmitter release by amphetamines: a review. Prog Neurobiol 2005; 75(6):406-33.
12. Torregrossa MM, Kalivas PW. Microdialysis and the neurochemistry of addiction. Pharmacol Biochem Behav 2008; 90(2):261-72.
13. De Vries TJ, Schoffelmeer AN, Binnekade R, Raaso H, Vanderschuren LJ. Relapse to cocaine- and heroin-seeking behavior mediated by dopamine D2 receptors is time-dependent and associated with behavioral sensitization. Neuropsychopharmacology 2002; 26(1):18-26.
14. Tzschentke TM, Schmidt WJ. Differential effects of discrete subarea-specific lesions of the rat medial prefrontal cortex on amphetamine- and cocaine-induced behavioural sensitization. Cereb Cortex 2000; 10(5):488-98.
15. Steketee JD. Neurotransmitter systems of the medial prefrontal cortex: potential role in sensitization to psychostimulants. Brain Res Rev 2003; 41(2-3):203-28.

CAPÍTULO 8

# Tabaquismo: la más dañina y menos temida de las adicciones

**María Estela Andrés**

El consumo de tabaco se remonta a los primeros habitantes de América. Se cree que la quema de hojas y yerbas permitió a los antiguos habitantes detectar algunos vegetales como el tabaco y relacionarlos con placer, ya fuese por el olor que despedía su quema o por sus efectos estimulantes. Con la llegada de los primeros colonizadores a América el uso del tabaco fue rápidamente exportado a otras partes del mundo. No fue sino hasta 1958 que se publicó el primer estudio epidemiológico que demostraba la fuerte correlación entre el tabaquismo y las enfermedades cardiovasculares [1]. Sólo en 1964 se tomaron las primeras medidas antitabaco por el US Surgeon General [1]. Se estima hoy en día que alrededor de un 20% de las muertes tienen como causa el tabaquismo, constituyéndose en la primera causa de muerte prevenible en países desarrollados (ver capítulo 9).

## LA NICOTINA, PRINCIPIO ACTIVO DEL TABACO

La sustancia activa que produce la dependencia al tabaco o tabaquismo es la nicotina. Cigarrillos, pipas y otras formas de uso de tabaco no serían comercializables si no tuviesen nicotina. La nicotina, un alcaloide que está presente en numerosos vegetales, es muy abundante en el tabaco, pero también se encuentra en otras verduras de consumo común como los tomates y las berenjenas, entre otros. La presencia de nicotina en los vegetales constituye una ventaja evolutiva, ya que es una defensa de la planta frente a los insectos.

¿Cuáles son los criterios que permiten establecer que la nicotina es una sustancia adictiva? Al igual que con las otras drogas adictivas, la adicción al tabaco es una enfermedad crónica, con un altísimo índice de recaídas en aquellos individuos que logran abandonar el hábito por ciertos periodos de tiempo. El hecho fundamental para considerar a la nicotina como una droga adictiva es el carácter compulsivo en la búsqueda y consumo de esta sustancia, a pesar de las consecuencias adversas y de una fuerte motivación por dejarla. No existen criterios bien establecidos que determinen dónde termina el uso social y recreacional regular y comienza la compulsión.

La nicotina es necesaria, pero no suficiente para producir efectos psicoactivos poderosos. Para tener estos efectos, la nicotina debe llegar rápidamente al cerebro. La inhalación es sin duda la forma más rápida y por tanto eficiente para obtener los efectos que se buscan al consumir tabaco. La nicotina es rápidamente absorbida cuando se aspira el humo de un cigarrillo, alcanzando niveles máximos en la sangre arterial transcurridos 20 segundos. Esta manera de administración es incluso diez segundos más rápida que la administración intravenosa. Los métodos de reemplazo, tales como el spray nasal o los parches, son de liberación más lenta, por lo que su efectividad en el tratamiento para el tabaquismo es limitada (ver capítulos 9, 11 y 12).

La vida media de la nicotina en la sangre es de alrededor de 2 horas y en un fumador habitual los niveles de nicotina varían en el transcurso del día, aumentando durante la mañana para alcanzar un nivel estable temprano en la tarde. Durante las horas de sueño, los niveles de nicotina decaen a alrededor de un tercio del máximo que se alcanza en el día. La concentración de nicotina en la sangre de los fumadores durante el día alcanza a los 30 ng/ml o 0,2 μM. En el cerebro, la concentración de nicotina fluctúa entre 0,1 μM y 1 μM, en fumadores habituales. La nicotina es metabolizada en el hígado principalmente, con notables diferencias entre individuos. La nicotina que no es metabolizada es excretada principalmente en el riñón.

En las dosis habitualmente encontradas en los cigarrillos, la nicotina no produce intoxicación ni euforia, pero tiene un impacto fisiológico muy importante que genera dependencia acompañada por efectos de retirada que refuerzan su abuso. Al igual que con otras drogas de abuso, animales de experimentación como ratas, ratones, perros y monos se autoadministran nicotina. En el paradigma clásico de autoadministración de drogas (ver capítulo 4) se ha demostrado que los animales sometidos son capaces de autoadministrase nicotina un número de veces que tiene relación con la concentración de nicotina que alcanzan en la sangre [2]. Además, en esquemas experimentales, en los cuales se aumenta el trabajo que deben realizar para obtener la nicotina, los animales escalan el número de veces que deben apretar la palanca operante en orden a obtener la droga [2]. Recientemente, se demostraron las propiedades reforzantes de la nicotina en primates no-humanos en el sistema de autoadministración intravenosa [3]. Estos animales, que no habían sido previamente tratados con ninguna droga ni sometidos a privación de alimentos, muestran una respuesta significativa de preferencia por la nicotina. Esta respuesta se mantiene en el tiempo y, en un esquema de aumento de trabajo para obtener la droga, los monos son capaces de apretar la palanca hasta 600 veces para conseguir una sola inyección de nicotina [3]. La administración de nicotina también induce sensibilización locomotora, que se expresa como un aumento en la actividad ambulatoria de los animales [4] y preferencia por el lugar donde se administra la droga [5]. Estos datos demuestran que la nicotina tiene propiedades reforzantes que inducen las mismas conductas que otras drogas de abuso, tales como la cocaína o el alcohol, en animales de experimentación. En humanos adictos al tabaco, se ha mostrado una significativa preferencia por la inyección de nicotina pura por sobre la de placebo [6].

El hecho de que la nicotina encontrada en cigarrillos no produzca intoxicación ni euforia no la hace menos adictiva, pero explica por qué los Estados y policías no la consideran una forma de drogadicción. Aunque la nicotina en la forma de tabaco es una droga legal, en la actualidad consituye la droga de mayor impacto en la salud pública. La clasificación de drogas como legales, suaves o duras refleja más bien la percepción pública y las prácticas legales, más que constituir una clasificación farmacológica útil. En términos de su poder adictivo, la nicotina liberada en el tabaco inhalado es una droga dura a la par o superior que la heroína y la cocaína. Por ejemplo, aunque se acepta ampliamente que la cocaína es una droga altamente adictiva, varios estudios muestran que alrededor de un 5-6% de la gente que usa cocaína desarrolla dependencia dentro de los dos primeros años de uso. En tanto, entre la gente joven que usa el tabaco en forma de cigarro, entre un tercio y la mitad llegan a ser fumadores regulares dentro de los primeros dos a tres años de uso (8).

## EL SISTEMA COLINÉRGICO, MEDIADOR DE LOS EFECTOS DE LA NICOTINA

La acción de la nicotina es mediada por un tipo de receptores del neurotransmisor acetilcolina. Estos receptores llevan el nombre de receptores colinérgicos nicotínicos o, en su forma resumida, nAChRs. La acetilcolina también actúa sobre otros receptores llamados colinérgicos muscarínicos, nombre derivado de la muscarina, una molécula encontrada en los hongos venenosos. Tanto la acetilcolina como la nicotina se unen y activan a los nAChRs, por lo tanto llevan el nombre de *agonistas* nicotínicos. Las moléculas que bloquean a estos receptores se conocen a su vez como *antagonistas* nicotínicos. La acetilcolina, que fue el primer neurotransmisor descubierto alrededor de 1920, tiene una gran variedad de funciones fisiológicas tanto en el sistema nervioso central como en el sistema nervioso periférico. Algunas funciones son mediadas por los recetores nicotínicos y otras por los receptores muscarínicos. Entre los efectos más comúnmente conocidos de la acetilcolina están por ejemplo la inducción de bradicardia (disminución de los latidos) en el corazón, efecto dependiente de los receptores muscarínicos. En el músculo esquelético, la acetilcolina produce contracción muscular, la que es mediada por receptores nicotínicos no neuronales.

Para entender los procesos inducidos por la nicotina, hay que conocer su mediador molecular, esto es, los nAChRs. El receptor colinérgico nicotínico es una proteína compleja que se encuentra en la membrana de las células que lo expresan. Está formado por cinco subunidades proteicas que forman un poro o canal en el centro (Figura 15).

Cada subunidad está codificada por un gen, denotada por una letra griega y un número. Existen 12 subunidades en total: 9 subunidades alfa ($\alpha$2-$\alpha$10) y 3 subunidades beta ($\beta$2-$\beta$4). Dependiendo de la combinación de subunidades habrá distintos subtipos de receptores nicotínicos. No se sabe con certeza cuántos subtipos de receptores colinérgicos nicotínicos se expresan en el cerebro, pero utilizando herramientas farmacológicas y moleculares se han encontrado alrededor de 15 diferentes subtipos. Los subtipos de nAChR más abundantes en el cerebro son $\alpha4_2\beta2_3$ y receptores formados sólo por la subunidad $\alpha$7, denominado homomérico $\alpha$7 (Figura 16). Muchas propiedades de los receptores nicotínicos dependen de la composición de subunidades, entre ellas la sensibilidad a nicotina, la velocidad de desensibilización (incapacidad de responder a nuevo estímulo) y resensibilización, que son muy importantes para entender los mecanismos celulares de la adicción a la nicotina.

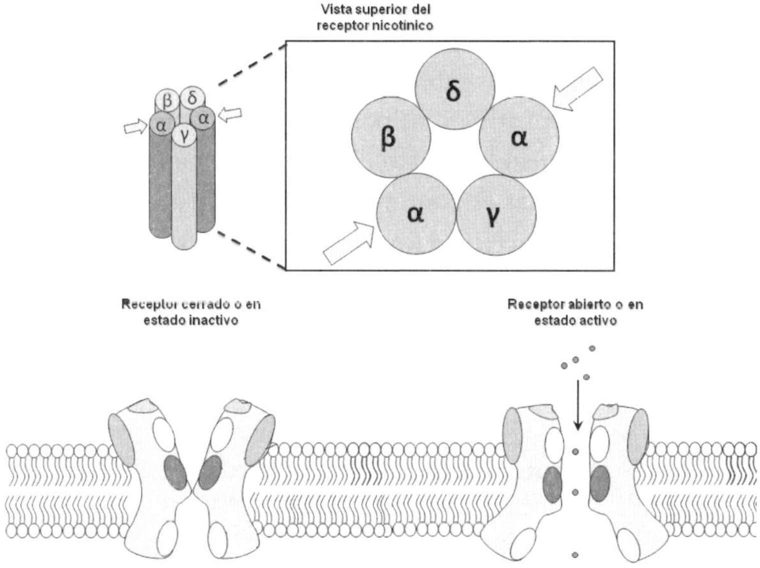


**Figura 15.** Conformación del receptor colinérgico

La unión de la acetilcolina o bien de un agonista, como la nicotina al nAChR, produce que el canal intrínseco del receptor se abra, permitiendo el flujo de cationes como el sodio, el potasio y en algunos casos especiales el calcio. Esta forma de señal es muy rápida (milisegundos), a diferencia de los receptores muscarínicos que tienen una estructura muy distinta y que median una señal más lenta (segundos a minutos).

En el cerebro, los nAChRs se distribuyen ampliamente en casi todos sus núcleos. Aunque existen unas pocas neuronas colinérgicas, ellas se ramifican llegando a todas las áreas del cerebro. Por lo tanto, de la distribución de los receptores se puede sugerir que la nicotina puede influir a un amplio rango de sectores y por lo tanto afectar funciones del sistema nervioso central.

## ¿CUÁLES RECEPTORES NICOTÍNICOS SON IMPORTANTES EN LA ADICCIÓN A LA NICOTINA?

Es natural sospechar que los receptores nicotínicos que están involucrados en la adicción al tabaco se encuentren localizados en los sistemas neuronales responsables de las recompensas, de los cuales y como se ha visto el área tegmental ventral es particularmente importante (ver capítulo 3). Las neuronas dopaminérgicas del área tegmental ventral expresan varias de las subunidades $\alpha$ y $\beta$, por lo que es posible que tengan varios subtipos de nAChRs en sus cuerpos celulares, y dendritas, los que modulan la excitabilidad de estas neuronas. Además, en los terminales de estas neuronas dopaminérgicas se encuentran receptores nicotínicos que modulan la liberación de dopamina. Las interneuronas GABAérgicas que se encuentran en el área tegmental ventral expresan mayoritariamente los receptores $\alpha4\beta2$ y $\alpha6\beta2$, en tanto que los terminales glutamatérgicos que llegan al área tegmental ventral expresan los receptores homoméricos $\alpha7$ (Figura 18).

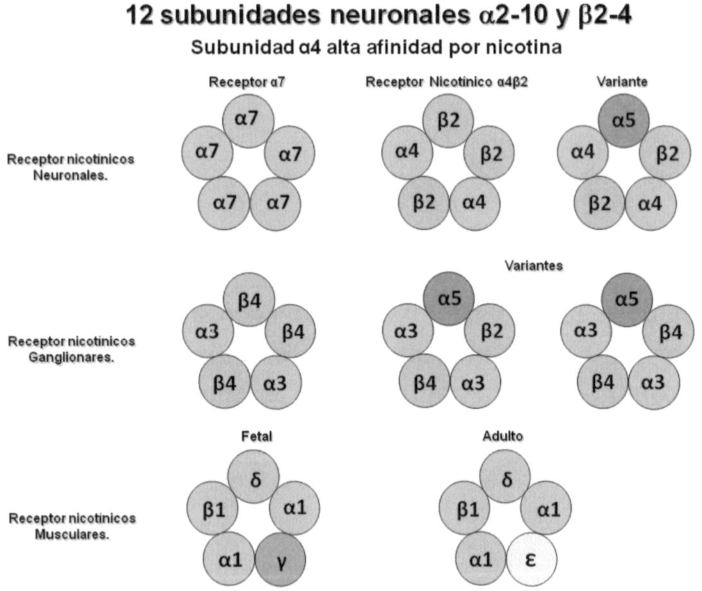


**Figura 16.** Subunidades de los receptores colinérgicos

Adaptado de: Rindstrom J. Nicotinic acetylcholine receptors. Encyclopedia of Life Sciences. (2001).

Al igual que con todas las otras drogas adictivas, la administración sistémica de nicotina produce la liberación de dopamina en el núcleo accumbens. Este efecto se debe a la activación de los receptores nicotínicos que se encuentran en el área tegmental ventral, ya que la inyección de antagonistas nicotínicos directamente en esta área inhibe la liberación de dopamina en el núcleo accumbens; en cambio, no se inhibe la liberación de dopamina si los antagonistas son inyectados directamente en este núcleo [7].

Cuál de todos los receptores colinérgicos nicotínicos existentes tiene un rol importante en la adicción a la nicotina es una pregunta de aproximación experimental compleja, particularmente porque no existen ligandos selectivos que nos permitan distinguir los diferentes subtipos. Para contestar esta interrogante se han utilizado herramientas moleculares, como los ratones genéticamente modificados, especialmente ratones *knockout*, que no expresan alguna de las subunidades de los receptores nicotínicos. Varias conclusiones se han obtenido de este tipo de estudios. La conducta de preferencia por lugar y la autoadministración de nicotina requieren de los receptores $\alpha4\beta2$, ya que ratones carentes de la subunidad $\beta2$ no muestran estas conductas. No sólo las conductas típicas como la autoadministración o la preferencia por lugar se pierden en los ratones carentes de la subunidad $\beta2$, sino que la liberación de dopamina en el núcleo accumbens, inducida por la nicotina también es abolida en estos ratones mutantes [8, 9].

Una observación crucial en la determinación de cuál de los nAChRs es fundamental en la adicción a la nicotina proviene del trabajo del grupo de Jean Pierre Changeaux, publicado en el año 2005 [10]. En este estudio los investigadores inyectaron un virus que codificaba la subunidad $\beta2$ directamente en el área tegmental ventral de ratones *knockout* para la subunidad $\beta2$. Esta manipulación permite tener un ratón que expresa la subunidad $\beta2$ exclusivamente en el área tegmental ventral. De manera sorprendente, este ratón es capaz de autoadministrarse nicotina y esta acción induce la liberación de dopamina en el núcleo accumbens [10]. De este modo, se comprueba que el núcleo fundamental en la adicción a la nicotina es el área tegmental ventral y que en este núcleo los receptores fundamentales son aquellos que tienen la subunidad $\beta2$.

A pesar de que la evidencia presentada parece contundente, y se podría tener la impresión de que con estos hallazgos se ha entendido a cabalidad el proceso de adición a la nicotina, hay muchos otros datos que indican que el proceso es bastante más complejo. Por una parte, experimentos electrofisiológicos han mostrado que los receptores nicotínicos del cerebro se desensibilizan (dejan de responder) cuando la nicotina se aplica por segundos a minutos en forma continua [11]. Muchos receptores pueden desensibilizarse a concentraciones de nicotina aun más bajas que las requeridas para la activación de estos receptores. Potencialmente, un fumador habitual podría tener una gran proporción de sus receptores nicotínicos desensibilizados en la mañana antes de fumar el primer cigarrillo. Por otra parte, se ha demostrado que la administración crónica de nicotina, tal como sucede en fumadores habituales, altera tanto la expresión de los receptores como su estado funcional. En términos de la expresión de los receptores, en cerebros postmorten se ha observado que los fumadores expresan un número significativamente mayor de receptores nicotínicos que los no fumadores. Este es un resultado bastante paradojal, pues siempre se ha asociado la tolerancia a una determinada droga con la disminución numérica o funcional del blanco de la droga. En la nicotina es al revés, mientras más se fuma hay más receptores nicotínicos. Los animales expuestos a nicotina también expresan un número mayor de receptores colinérgicos nicotínicos, particularmente del subtipo α4β2, en numerosas áreas del cerebro [12]. Hoy en día se conocen los mecanismos moleculares que llevan a este aumento en el número de receptores. La nicotina atraviesa la membrana de las células y se une al receptor colinérgico nicotínico en el interior de la célula, antes de que esté maduro y acelera su inserción en la membrana plasmática [13]. Además de este efecto, la nicotina administrada en forma crónica produce formas más duraderas de desensibilización de los nAChR, lo que se conoce como inactivación. No se sabe cuál o cuáles de los distintos subtipos de nAChR del cerebro permanecen activos en un fumador habitual. Con bastante certeza se ha mostrado que el subtipo α4β2 está desensibilizado en un fumador. Utilizando la técnica de tomografía de emisión de positrones (PET), se mostró que los receptores α4β2 se ocupan prácticamente en su totalidad con las primeras inhalaciones del primer cigarrillo en humanos que han estado abstinentes por 48 horas [14]. Estos resultados permiten predecir que en un fumador sus receptores nicotínicos α4β2 estarán desensibilizados durante todo el día. Entonces, ¿cuáles son los efectos de una dosis aguda de nicotina en una persona expuesta en forma crónica a esta droga?

Claramente no todos los receptores nicotínicos están desensibilizados cuando hay exposición crónica a la nicotina. Esto es demostrable, pues al administrar un antagonista de nicotina se precipita el síndrome de abstinencia, efecto que no se vería si todos los receptores nicotínicos estuviesen silentes. Por lo tanto, en la presencia continua de nicotina algunos receptores nAChRs del cerebro pierden su capacidad de responder a nicotina (o acetilcolina), mientras otros no se ven afectados. ¿Es este el caso en humanos fumadores? ¿Qué le ocurre a los receptores claves que median los efectos neurobiológicos de la adicción a la nicotina? Estas preguntas resultan difíciles de responder con los datos existentes. Por ejemplo, se sabe que algunos efectos agudos producidos por la nicotina, como las náuseas y otros efectos adversos, desaparecen rápidamente luego de la exposición más prolongada. La hipótesis imperante hoy en día sugiere que en un fumador habitual o en un animal que se autoadministra nicotina la desensibilización de los receptores $\alpha 4\beta 2$, presentes en la interneurona GABAérgica del area tegmental ventral (Figura 18), genera una hipofunción o inhibición de esta interneurona y por ende una disminución de la liberación de GABA al espacio sináptico. Dado que el GABA es un neurotransmisor inhibitorio, su disminución provocará consecuentemente un aumento en la excitabilidad de las neuronas dopaminérgicas del área tegmental ventral. Por otra parte, los nAChR homoméricos alfa 7 que no se desensibilizan inducirán la liberación de glutamato, lo que estimulará la descarga de las neuronas dopaminérgicas [15].

## EFECTOS DE LA NICOTINA SOBRE LA LIBERACIÓN DE DOPAMINA EN EL CEREBRO

Es familiar para la mayoría de las personas que fuman por primera vez, que el efecto inmediato sea de desagrado. En parte, este efecto se debe a las características propias del humo del tabaco. Pero también gran parte de estas sensaciones negativas se producen porque la nicotina genera efectos desagradables, además de sus efectos placenteros. En animales de experimentación a los que se les administra nicotina directamente en el área tegmental ventral y se estudia su conducta en el paradigma de preferencia por lugar asociado a la droga o CPP, se ha observado este efecto dual. Como se muestra en la Figura 17, a concentraciones bajas y muy altas de nicotina, los animales prefieren el compartimento pareado con salino; sin embargo, a concentraciones intermedias de nicotina, los animales muestran claramente una preferencia por el lugar asociado a la inyección de nicotina [16]. Este experimento muestra dos aspectos fundamentales: por una parte, la naturaleza dual de los efectos de la nicotina, y por otra, que el sustrato anatómico que media ambos efectos es el área tegmental ventral.

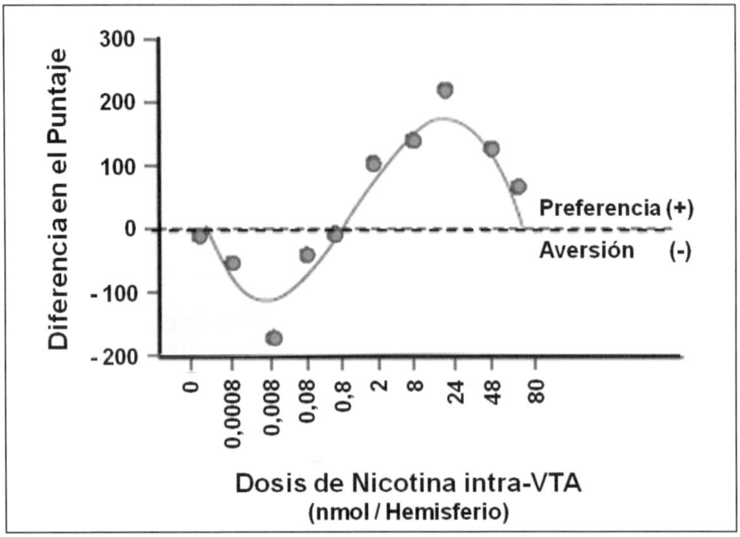


**Figura 17.** Los efectos aversivos y gratificantes de nicotina son mediados por el VTA

Adaptado de: Laviolette SR, van der Kooy D. The neurobiology of nicotine addiction: bridging the gap from molecules to behaviour. Nat Rev Neurosci 5:55-65. 2004.

Una hipótesis que se ha aceptado ampliamente es que los fumadores de cigarrillos y los animales habituados a autoadministrarse nicotina, buscan ésta porque induce la liberación de dopamina en el sistema mesolímbico del cerebro. Efectivamente, la nicotina administrada en forma aguda produce la liberación de dopamina en el núcleo accumbens, tal como lo hacen todas las drogas de abuso. Esta liberación de dopamina, inducida por nicotina, es muy importante en la mantención de la autoadministración, puesto que si se destruye el sistema mesolímbico o se interrumpe la neurotransmisión dopaminérgica los animales dejan de autoadministrarse esta droga. Este hecho, sin embargo, no necesariamente implica que los efectos placenteros de la nicotina sean mediados por la liberación de dopamina mesolímbica, sólo indica que para que la conducta se mantenga se requiere de esta neurotransmisión dopaminérgica (ver capítulo 3). Entonces, ¿qué región o regiones del cerebro están involucradas en los efectos placenteros y en los efectos desagradables?, y ¿qué rol cumple la dopamina que se libera en el núcleo accumbens?

Para responder a estas preguntas, Steven Laviolette, un investigador norteamericano, realizó lesiones en el núcleo pedúnculo pontino, que envía proyecciones colinérgicas y glutamatérgicas hacia el área tegmental ventral, y sometió a las ratas lesionadas a la prueba de CPP [17]. Aquellos animales a los que se les administraron dosis de nicotina que producen efectos adversos mantenían la conducta de preferir el compartimento pareado con salino. En cambio aquellas ratas a las que se les administró una dosis de nicotina que produce preferencia por lugar, no desarrollaban esta conducta al lesionar el pedúnculo pontino. Los resultados de este experimento indican dos cosas: por una parte, que los efectos aversivos y de búsqueda de placer inducidos por nicotina serían mediados por regiones distintas del cerebro y que, al menos parte del efecto de búsqueda de placer, sería mediado por el núcleo pedúnculo pontino (Figura 18).

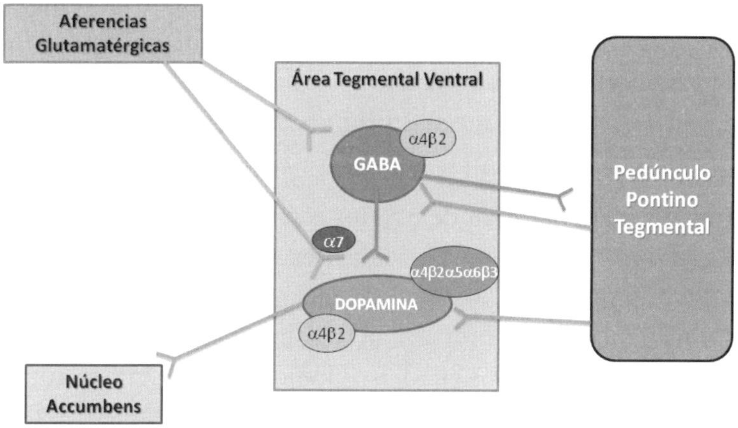


**Figura 18.** Núcleos involucrados en la adicción a nicotina

Adaptado de: Laviolette SR, van der Kooy D. The neurobiology of nicotine addiction: bridging the gap from molecules to behaviour. Nat Rev Neurosci 5:55-65. 2004.

Para determinar el rol desempeñado por la dopamina mesolímbica en los efectos placenteros o aversivos, se realizó un experimento en el que se administró nicotina en varias dosis directamente en el área tegmental ventral y se inyectó en forma sistémica un antagonista para receptores dopaminérgicos D2, llamado haloperidol [17]. En este caso, se observó preferencia por lugar en todas las dosis administradas de nicotina, lo que indica que la dopamina mesolímbica parece mediar los efectos desagradables de la nicotina, cuestión que parece consistente con la hipótesis de que la señal dopaminérgica en vez de ser una señal de placer o dolor, lo que marca es la salencia de un evento independiente de su valencia afectiva. Entonces, cabe preguntarse cuál es el rol de la dopamina mesolímbica en el proceso de adicción a la nicotina y qué rol juega en la elicitación de las conductas de búsqueda de placer que produce la nicotina en cuanto sustancia adictiva.

## CLAVES AMBIENTALES Y LA PERSISTENCIA DEL TABAQUISMO

Con frecuencia un fumador dice jocosamente; "Es fácil dejar de fumar, yo lo he hecho muchas veces en mi vida". Todo el mundo ríe acerca de esta afirmación, quedando muy bien ilustrada una de las características más importantes del tabaquismo y por ende de la adicción a la nicotina, que es la dificultad inconmensurable para dejar de fumar y el alto nivel de recaída que tiene esta adicción. Cabe preguntarse si son los síntomas propios de la abstinencia o retirada de la nicotina aquellos que amenazan la recaída frecuente en el tabaquismo.

Inicialmente, no cabe duda de que los efectos de la retirada de la nicotina tienen una gran importancia en la recaída. Los síntomas de retirada de nicotina se inician a las 12 horas o menos desde el último consumo de tabaco y pueden durar aproximadamente unas tres semanas. Éstos se caracterizan por una sensación de desasosiego, mucha ansiedad, irritabilidad, dificultad de concentración e insomnio, entre otros malestares que manifiestan los abstinentes al tabaco. En ratas de laboratorio se observa la caída de los párpados o ptosis, conducta masticatoria, contorsiones y respiración alterada, todos síntomas de aumento de la ansiedad. Aunque los signos de la retirada de nicotina no se manifiestan como desajustes graves de la magnitud observada durante la abstinencia a opioides, barbitúricos y alcohol, son muy comparables con los signos observados en la retirada de psicoestimulantes como la cocaína y la anfetamina. A pesar de que estos síntomas de retirada de nicotina pueden ser severos en algunos casos y constituir una clara amenaza en el proceso de dejar de fumar, desaparecen relativamente rápido, tres a cuatro semanas después de iniciada la abstinencia. Sin embargo, la amenaza de recaída no desaparece sino hasta muchos meses o incluso años de abstinencia; de hecho, algunas personas han declarado que los deseos de fumar no se extinguen nunca en la vida.

¿Por qué se produce este fenómeno de tan alta persistencia, de una droga cuyos efectos hedónicos son bajos o prácticamente nulos? Tal vez la adicción al tabaco es aquella que mejor grafica el hecho que el placer o efectos hedónicos de una droga son claramente distinguibles de sus propiedades adictivas. Sin duda, los efectos hedónicos son fundamentales en los inicios y en la mantención del consumo, pero la persistencia y carácter compulsivo, así como la amenaza de recaída que permanece por periodos de tiempo muy largos no parecen depender de un efecto presumiblemente hedónico de la droga. Como tampoco parecen fundamentales los efectos nocivos de la retirada del consumo en la recaída de largo plazo.

¿Qué es, entonces, aquello que genera esta persistencia? Ésta es la pregunta del millón a la cual se han abocado a responder un gran número de equipos de investigadores en el mundo entero. Hasta ahora, el modelo prevalente sostiene que las drogas producirían cambios en la plasticidad neuronal que resultan persistentes en el cerebro. La persistencia de estos cambios explicaría las características compulsivas del consumo y el alto ricsgo de recaídas en los sujetos adictos. ¿Qué es un cambio plástico persistente? Aquellos que generan nuevas conductas en el individuo, por ejemplo, un aprendizaje como el andar en bicicleta. Estos nuevos aprendizajes, generados por las drogas de abuso, se producen en el circuito de la motivación o circuito de las conductas motivadas (también conocida como circuito de la recompensa). Este circuito es la base neuroanatómico-molecular a través del cual los animales aprendemos a asociar distintos estímulos del ambiente con experiencias primariamente placenteras, tales como comer, socializar, tener sexo, hidratarse, etc., todas aquellas conductas que tienen que ver con la sobrevivencia del individuo y de la especie. La activación artificialmente provocada por la ingesta de ciertos compuestos psicoactivos de este circuito usurpa por lo tanto este circuito y el adicto termina necesitando de la droga (ver capítulo 3).

¿Cómo se manifiesta esta persistencia en el caso del tabaquismo? Una propiedad característica en la adicción a la nicotina es el reforzamiento que adquieren aquellas conductas y/o estímulos del ambiente que acompañan el consumo de nicotina. Es muy frecuente que un fumador comente que cuando toma café siempre se fuma un cigarro, o bien aquellos fumadores esporádicos que dicen yo sólo fumo cuando voy al estadio u otros que manifiestan duplicar o triplicar su consumo en una fiesta, o que fuman sin parar cuando estudian, etc. Estas conductas que acompañan el consumo de tabaco (nicotina) adquieren un nuevo valor para el individuo. Estas conductas y cosas que acompañan el consumo reciben el nombre de claves ambientales en la jerga común de la investigación. Por ejemplo, en el caso de experimentos de autoadministración de nicotina (u otra droga de abuso), el apretar la palanca operante (aquella que entrega la droga) se acompaña de un sonido y/o una luz que se enciende momentáneamente. Estas claves ambientales, originalmente neutras, resultan reforzadas o con un valor distinto, y son fundamentales en la mantención del consumo de la droga y en gatillar la necesidad de consumo en períodos de abstinencia. En ratas entrenadas para la autoadministración de nicotina, la sola mantención de las claves ambientales, pero sin administración de nicotina, permiten el mantenimiento de la conducta operante (número de veces que aprietan la palanca activa) durante meses después de la retirada de nicotina [18]. En cambio, la conducta operante se extingue cuando, junto con eliminar la nicotina, se retiran las claves ambientales. Más aun, después de extinguir completamente la conducta operante (retirada de nicotina y de claves ambientales), la rata vuelve a apretar la palanca al mismo nivel anterior con sólo presentar las claves ambientales.

¿Qué nos dice el experimento anterior, junto con la conducta observada en los individuos que fuman? Aquello que hemos asociado al consumo de nicotina tiene un valor reforzado y la sola observación o experimentación de la clave ambiental reforzada será capaz de inducir la necesidad de consumo de una manera compulsiva o volcánica (como ha sido referida por algunos adictos). Aunque el fenómeno de recaída inducido por claves ambientales es importante en todas las drogas de abuso, en la nicotina es particularmente relevante. Los investigadores han llegado a la conclusión de que la propiedad de la nicotina de incrementar las capacidades cognitivas, potencia el aprendizaje condicionado de la clave ambiental que acompaña su consumo. De esta forma, la nicotina facilita varios aspectos importantes del proceso cognitivo, incluyendo la atención, la memoria y el aprendizaje en varios modelos animales. Por ejemplo, si a una rata se le presenta un objeto conocido y uno desconocido en forma simultánea, pasará mayor tiempo inspeccionando el objeto desconocido, como ocurre en un animal curioso como la rata. Cuando se administra nicotina a la rata durante el proceso de reconocimiento de los objetos, más rápido reconocerá el objeto conocido y entonces más rápidamente irá donde el objeto desconocido. Por lo tanto, en el proceso de adicción a la nicotina, la propia nicotina ayuda a un aprendizaje asociativo más rápido de aquellas claves ambientales que acompañan el consumo.

La liberación fásica de dopamina en el sistema mesolímbico parece fundamental en el fenómeno de asignar un valor particular o valencia a un estímulo. De esta manera, el significado de aquel estímulo pareado con el consumo de una droga (nicotina, o cualquier otra) será artificialmente aumentado, debido a que la liberación de dopamina le dice al animal que aquel estímulo predice recompensa. Por lo tanto, cada vez que se presenta este estímulo habrá liberación de dopamina en el núcleo accumbens, lo que a su vez se asocia a la espera del consumo y al gatillamiento de la necesidad imperiosa o compulsión por la nicotina.

## BIBLIOGRAFÍA

1. Hammond EC, Horn D. Landmark article March 15, 1958: Smoking and death rates-report on forty-four months of follow-up of 187,783 men. By E. Cuyler Hammond and Daniel Horn. JAMA 1984; 251(21):2840-53.
2. Donny EC, Caggiula AR, Mielke MM, Jacobs KS, Rose C, Sved AF. Acquisition of nicotine self-administration in rats: the effects of dose, feeding schedule, and drug contingency. Psychopharmacology (Berl) 1998; 136(1):83-90.
3. Le Foll B, Wertheim C, Goldberg SR. High reinforcing efficacy of nicotine in non-human primates. PLoS One 2007; 2(2):e230.
4. Janhunen S, Linnervuo A, Svensk M, Ahtee L. Effects of nicotine and epibatidine on locomotor activity and conditioned place preference in rats. Pharmacol Biochem Behav 2005; 82(4):758-65.
5. Le Foll B, Goldberg SR. Nicotine induces conditioned place preferences over a large range of doses in rats. Psychopharmacology (Berl) 2005; 178(4):481-92.
6. Sofuoglu M, Yoo S, Hill KP, Mooney M. Self-administration of intravenous nicotine in male and female cigarette smokers. Neuropsychopharmacology 2008; 33(4):715-20.
7. Nisell M, Nomikos GG, Svensson TH. Systemic nicotine-induced dopamine release in the rat nucleus accumbens is regulated by nicotinic receptors in the ventral tegmental area. Synapse 1994; 16(1):36-44.
8. Picciotto MR, Zoli M, Rimondini R, Lena C, Marubio LM, Pich EM, Fuxe K, Changeux JP. Acetylcholine receptors containing the beta2 subunit are involved in the reinforcing properties of nicotine. Nature 1998; 391(6663):173-7.
9. Tapper AR, McKinney SL, Nashmi R, et al. Nicotine activation of alpha4* receptors: sufficient for reward, tolerance, and sensitization. Science 2004; 306(5698):1029-32.
10. Maskos U, Molles BE, Pons S, et al. Nicotine reinforcement and cognition restored by targeted expression of nicotinic receptors. Nature 2005; 436(7047):103-7.
11. Paradiso KG, Steinbach JH. Nicotine is highly effective at producing desensitization of rat alpha4beta2 neuronal nicotinic receptors. J Physiol 2003; 553(Pt 3):857-71.
12. Marks MJ, Burch JB, Collins AC. Effects of chronic nicotine infusion on tolerance development and nicotinic receptors. J Pharmacol Exp Ther 1983; 226(3):817-25.

13. Sallette J, Pons S, Devillers-Thiery A, Soudant M, Prado de Carvalho L, Changeux JP, Corringer PJ. Nicotine upregulates its own receptors through enhanced intracellular maturation. Neuron 2005; 46(4):595-607.

14. Brody AL, Mandelkern MA, London ED, et al. Cigarette smoking saturates brain alpha 4 beta 2 nicotinic acetylcholine receptors. Arch Gen Psychiatry 2006; 63(8):907-15.

15. Mansvelder HD, Keath JR, McGehee DS. Synaptic mechanisms underlie nicotine-induced excitability of brain reward areas. Neuron 2002; 33(6):905-19.

16. Laviolette SR, van der Kooy D. Blockade of mesolimbic dopamine transmission dramatically increases sensitivity to the rewarding effects of nicotine in the ventral tegmental area. Mol Psychiatry 2003; 8(1):50-9, 9.

17. Laviolette SR, Alexson TO, van der Kooy D. Lesions of the tegmental pedunculopontine nucleus block the rewarding effects and reveal the aversive effects of nicotine in the ventral tegmental area. J Neurosci 2002; 22(19):8653-60.

18. Cohen C, Perrault G, Griebel G, Soubrie P. Nicotine-associated cues maintain nicotine-seeking behavior in rats several weeks after nicotine withdrawal: reversal by the cannabinoid ($CB_1$) receptor antagonist, rimonabant (SR141716). Neuropsychopharmacology 2005; 30(1):145-55.

CAPÍTULO 9

# Tratamiento de la adicción a la nicotina

## (Una mirada desde la clínica)

**Vanessa Cantillano**

El tabaco en el mundo es responsable de una de cada diez defunciones de adultos en el mundo. Se prevé que para el 2030 esta cifra será de una de cada seis, es decir, diez millones de defunciones anuales [1]. En la actualidad, la tasa de mortalidad de los fumadores triplica a la de los no fumadores, lo que hace que un 30 a 35% de los primeros fallezcan antes de cumplir los 65 años [2, 3]: el tabaco provoca más muertes que las originadas en conjunto por el alcohol u otras drogas, la tuberculosis, los accidentes de tráfico, los incendios, los homicidios, los suicidios y el síndrome de inmunodeficiencia humana [1].

Según la Organización Mundial de la Salud, en los países en vías de desarrollo casi un 50% de los hombres y alrededor de un 10% de las mujeres fuma, existiendo en el mundo más de 1.500 millones de fumadores, es decir, aproximadamente un tercio de todos los individuos mayores de 15 años [2].

En Chile cerca de un 40% de la población adulta fuma [4] y aproximadamente un 25%, de los menores de 15 años [5]. La mayoría inicia el consumo a los 12 años, en tanto que un porcentaje importante empieza a fumar antes de los diez años de edad (17% en Tarapacá y 19% en la Región Metropolitana). Además, en nuestro país se observa un incremento (entre los años 1971 y 2000) en el consumo de tabaco (especialmente entre las mujeres), reduciéndose significativamente la brecha entre los varones y las mujeres [2, 3].

Recién en el año 2006 fue promulgada la Ley antitabaco (Nº 20105) que regula los aspectos relacionados con la publicidad del tabaco, su fabricación y comercialización, y que dicta además una serie de medidas con el fin de proteger a las personas de los riesgos del fumador pasivo. Esta ley incluye normativas sobre la inclusión de contenidos (dentro de los planes y programas de estudio de la Educación General Básica y Media) destinados a educar a los niños y jóvenes sobre los daños que produce el tabaco. La Autoridad Sanitaria y Carabineros de Chile son los encargados de fiscalizar el cumplimiento de esta ley y es muy importante el rol de la ciudadanía en la denuncia de faltas a esta normativa [6].

## EFECTOS DEL TABACO EN LA SALUD

El tabaco contiene más de 5.000 compuestos químicos, entre los que se encuentran:

- monóxido de carbono
- alquitrán
- aproximadamente 60 sustancias identificadas como cancerígenas
- nicotina (la responsable de la adicción)

Algunos de los daños que produce el tabaco en la salud son: cardiopatías, accidentes cerebrovasculares, enfermedad pulmonar obstructiva crónica y cáncer (principalmente de pulmón, boca y esófago. El 30% de las muertes por cáncer son producidas por el tabaco). El tabaco además dificulta la concepción en la mujer; aumenta los riesgos de aborto, de nacimientos prematuros y de bajo peso, y reduce el tiempo de lactancia materna [1].

Una de las publicaciones más importantes en este tema, sobre una cohorte de médicos de Gran Bretaña [7], demostró que el dejar de fumar a la edad de 60, 50, 40 ó 30 años permitía ganar, respectivamente, 3, 6, 9, ó 10 años de expectativa de vida. En este estudio, se observó un progresivo descenso en la mortalidad de los no fumadores en el pasado medio siglo, el que fue completamente sobrepasado por el exceso de mortalidad de los fumadores.

## TABACO Y EMBARAZO

En nuestro país, la prevalencia de la adicción a la nicotina en mujeres en edad fértil alcanza cifras entre 40-55% (20-30% en países desarrollados) [8]. El consumo de cigarrillos durante el embarazo es la mayor causa prevenible de morbilidad y mortalidad perinatal [9]; el tabaco está relacionado con problemas perinatales graves: desprendimiento de placenta, placenta previa, embarazo ectópico, aborto espontáneo, parto prematuro, mortinato, así como de subsecuentes trastornos neuroconductuales en el niño [9], defectos palatinos, síndrome de distrés respiratorio del neonato, bajo peso de nacimiento, síndrome de muerte súbita y alteraciones respiratorias (flujos espiratorios disminuidos, mayor prevalencia de sibilancias recurrentes y diagnóstico formal de asma, hiperreactividad bronquial, mayor frecuencia de hospitalización e infección respiratoria baja) [8]. Los profesionales que atienden a mujeres fumadoras que están considerando embarazarse deberían educarlas sobre dichos riesgos [9], así como también informarles de las implicancias que tiene el transformar a los niños en fumadores pasivos, si alguno de los adultos del hogar fuma [8].

Diversas investigaciones han demostrado que la implementación de programas que ayudan a las mujeres embarazadas a dejar de fumar, reduce la incidencia de recién nacidos con bajo peso y el parto prematuro. Al ser la nicotina un vasoconstrictor, existe la preocupación, aunque no se ha avalado con evidencia experimental, de que productos de reemplazo del tabaco puedan dañar al feto [10]. Sería recomendable el manejo de las mujeres con dependencia de nicotina, embarazadas o en periodos de lactancia, en un contexto de especialistas y discutir con la paciente el uso de productos de reemplazo de nicotina, prefiriendo aquellos que minimicen la exposición del feto a la nicotina (chicles, parches 16 horas) [11]. Se ha enfatizado la relevancia del rol de las terapias conductuales y la consejería como estrategias de manejo de la dependencia a la nicotina durante el embarazo [9].

Debido al carácter adictivo de la nicotina contenida en el tabaco, muchos consumidores necesitarán apoyo para interrumpir el consumo. La nicotina, similar a otras drogas de abuso, activa el circuito cerebral que regula los sentimientos de placer y la vía de la recompensa. Al fumar se produce una rápida distribución de la nicotina en el cerebro, llegando a su nivel máximo a los siete segundos de la aspiración [12]. El efecto de la aspiración se disipa rápidamente, lo que provoca que el fumador continúe dosificándose en forma frecuente durante el día para mantener los niveles de nicotina y los efectos placenteros, y evitar el síndrome de abstinencia de nicotina. Los fumadores reconocen el primer cigarrillo del día como el más placentero o más "fuerte", luego con el pasar del día desarrollan tolerancia aguda y los otros cigarrillos ya no les resultan tan placenteros [12, 13].

## CARACTERÍSTICAS DE LA ADICCIÓN A LA NICOTINA

Entre las características de adicción a la nicotina se cuentan las siguientes:

- Búsqueda y uso compulsivo de la sustancia, pese a las consecuencias negativas para la salud.
- Consumo habitualmente diario, por lo general con una frecuencia mayor a diez cigarros por día.
- La persona fuma a intervalos más o menos regulares y estereotipados.
- Búsqueda y mantención de un stock de cigarrillos.
- Dificultad para pasar más de 24 hrs. sin fumar o estar en eventos sin fumar.
- La presencia de un síndrome de abstinencia característico, al suspender el consumo.

El síndrome de abstinencia de nicotina (DSM IV) [14] es un conjunto de síntomas que se producen luego de la suspensión de la nicotina. Estos síntomas pueden iniciarse a las pocas horas del último cigarrillo y durar aproximadamente un mes:

- irritabilidad
- ansiedad
- ánimo bajo
- inquietud

- *craving* por nicotina (deseo intenso de fumar)
- dificultades de concentración y atención
- aumento del apetito
- perturbaciones del sueño (hipersomnia-insomnio)
- úlceras bucales en forma frecuente

El tratamiento de la adicción a la nicotina puede realizarse en distintos contextos especializados o no y, dependiendo de la severidad de la adicción y de la existencia o no de comorbilidad médica ó psiquiátrica, será la complejidad del equipo profesional que se haga cargo del tratamiento. La efectividad de la detección, consejo e intervenciones breves realizadas por profesionales de nivel primario de atención está validada por la investigación y tiene demostrada costo-efectividad [15]. Una Intervención Breve (IB) se define como una intervención terapéutica o preventiva corta (1-5 sesiones) realizada por un profesional sanitario [16]. Algunos componentes esenciales de las IB se han resumido en "las cinco A" [17]:

**Assess** (preguntar sobre el consumo de tabaco con un instrumento validado)

**Advice** (aconsejar reducción o supresión del consumo)

**Agree** (acordar objetivos individuales)

**Assist** (asistir en la adquisición de capacidades para cambiar de conducta)

**Arrange** (organizar el seguimiento)

A continuación se comentarán aspectos de un tratamiento especializado y de las intervenciones psicológicas y farmacológicas.

Un tratamiento especializado integral de la adicción a la nicotina debe comprender:

- Evaluación del fumador: evaluación médica y detección de posible comorbilidad psiquiátrica. Se realiza a través de la evaluación clínica y con el apoyo de exámenes de laboratorio e imagen junto con espirometría, entre otros.

- Tratamiento farmacológico: terapia de reemplazo con nicotina, Bupropión, Vareniclina.
- Apoyo psicológico: entrevista motivacional, psicoterapia de orientación cognitivo conductual (estrategias de prevención de recaídas).

## TRATAMIENTOS FARMACOLÓGICOS

A continuación se hace un recuento de los principales tratamientos farmacológicos relacionados con la adicción a nicotina.

### Terapias de reemplazo de nicotina

Las terapias de reemplazo de nicotina en cualquiera de sus variedades reducen los síntomas de abstinencia y duplican el éxito del intento de abstinencia de nicotina (comparado con el tratamiento placebo) [18]; estos resultados son independientes del tipo de tratamiento y de la intensidad del apoyo adicional, aunque existen efectos aditivos con mayor número de intervenciones (terapias de apoyo de orientación cognitivo conductual). Los beneficios se mantienen por 12 meses [18]. En Chile existen dos productos de reemplazo de nicotina (parches y chicles) y ambos están diseñados para permitir de manera gradual obtener parte de la nicotina que normalmente se obtenía de los cigarrillos. La nicotina absorbida permite aliviar el síndrome de abstinencia de nicotina. Considerando que estas preparaciones sólo contienen nicotina, la misma que habitualmente reciben todos los fumadores, existen pocas contraindicaciones para su uso [19].

### Parches de nicotina

Cada día se utiliza un nuevo parche, de manera que la nicotina se absorbe a través de la piel (transdérmico) de manera gradual. Existen parches para uso sólo de día (16 horas) y parches de 24 horas (día y noche). Entre sus posibles efectos adversos presentes en algunas personas se cuentan: irritación local (enrojecimiento de la zona en que el parche se ha utilizado).

## Chicle de nicotina

Existen chicles de 2 y 4 mg con o sin sabor. Grandes fumadores deberían utilizar los de 4 mg. La nicotina es absorbida a través de la mucosa bucal cuando el chicle se mastica en forma lenta (durante 20 a 30 minutos). A diferencia del parche, el chicle permite a la persona dosificar la nicotina que recibe a lo largo del día, según la cantidad de chicles utilizados. Entre los posibles efectos adversos presentes en algunas personas se cuentan: hipo, distensión abdominal, náuseas y pirosis. El chicle pierde el efecto si se deglute precozmente o se usa en conjunto con los alimentos [19].

## Bupropión

Es un antidepresivo que, además de aumentar los niveles de los neurotransmisores dopamina y noradrenalina, actúa como antagonista no competitivo del receptor de nicotina [19], ayudando de esta manera a reducir las ganas de fumar y aliviar algunos de los síntomas de abstinencia de nicotina [19]. A diferencia de las terapias de reemplazo de nicotina, bupropión es un medicamento que requiere supervisión médica. Se recomienda no ser utilizado en mujeres embarazadas, personas con historia de convulsiones, o con trastornos de la conducta alimentaria. Se debe tener precaución al administrarlo en pacientes con abuso o dependencia de alcohol, en quienes están utilizando otros antidepresivos y en aquellas personas con problemas hepáticos o renales.

Los efectos adversos más comunes son: insomnio, boca seca, cefalea y *rash* cutáneo. Tiene algunos riesgos asociados (por ejemplo de convulsiones en una de cada mil personas) que deben ser evaluados. Presenta resultados similares a la terapia de reemplazo de nicotina (dobla el efecto de placebo) y ha probado ser seguro en los pacientes seleccionados. En la actualidad no está claro el beneficio de combinar bupropión con tratamiento de reemplazo de nicotina [20, 21].

## Vareniclina

Constituye un nuevo medicamento desarrollado específicamente para la dependencia de nicotina. Es un agonista parcial del receptor colinérgico nicotínico ($\alpha 4 \beta 2$), es decir, se comporta como agonista (estimulando el receptor) y como antagonista (bloqueándolo). La vareniclina fue aprobada por FDA /USA (mayo de 2006: Chantix ®) y por European Medicines Evaluation Agency (EMEA) en septiembre de 2006 (Champix ®). Su eficacia está apoyada por tres estudios en los que los pacientes con comorbilidad psiquiátrica fueron excluidos [22-25]. Un estudio que incluyó pacientes con otras patologías de salud mental no reportó efectos adversos serios en este grupo [26]. Los principales efectos adversos reportados con vareniclina son: náusea (30% pacientes), insomnio, pesadillas, cefalea, pirosis.

La vareniclina puede ser indicada en todos los fumadores, excepto menores de 18 años, mujeres embarazadas o que estén amamantando, o en aquéllos con insuficiencia renal severa. En la actualidad no se conocen interacciones con otros medicamentos. A diferencia del reemplazo de nicotina (parches y chicles) y el bupropión, la vareniclina no parece reducir el aumento de peso postsuspensión del tabaco. El tratamiento con vareniclina se inicia una semana antes del día D, aumentando progresivamente hasta una dosis de 1 mg dos veces al día, completando un tratamiento por 12 semanas [23-25]. Existen reportes en la literatura respeto de que algunos pacientes que han tomado vareniclina han experimentado severos síntomas neuropsiquiátricos (cambios conductuales, agitación, ánimo depresivo, ideación e intento suicida); en algunos casos, los síntomas se desarrollaron durante el tratamiento con la medicación y en otros, cuando había sido descontinuada [27, 28].

## RESULTADOS DE LOS TRATAMIENTOS FARMACOLÓGICOS

En este apartado se aborda la efectividad de las distintas intervenciones farmacológicas [29].

## Reemplazo de nicotina

Esta intervención es superior al placebo, demostrada en 49 estudios clínicos randomizados con seguimiento a un año (OR 1.78, 95% CI, 1.60-1.99), a los chicles de nicotina (OR 1.60, 95% CI, 1.37-1.86) o al parche (OR 1.63, 95% CI, 1.41-1.89). El reemplazo de nicotina también fue efectivo en abstinencia de nicotina a los tres meses (OR 1.98, 95% CI, 1.77-2.21) [29].

### Bupropión

Esta intervención es superior al placebo, demostrada en 12 estudios clínicos randomizados con seguimiento a un año (OR 1.56, 95% CI, 1.10-2.21, P = 0.01) y a tres meses (OR 2.13, 95% CI, 1.72–2.64). Además, dos estudios clínicos randomizados evaluaron la superioridad del bupropión respecto de la nicotina de reemplazo a un año (OR 1.14, 95% CI, 0.20–6.42) [29].

### Vareniclina

Esta intervención es superior al placebo, demostrada en cuatro estudios con seguimiento a un año (OR 2.96, 95% CI, 2.12-4.12, P =< 0.0001) y a tres meses (OR 3.75, 95% CI, 2.65-5.30). Tres estudios clínicos randomizados evaluaron la efectividad de la vareniclina respecto del bupropión a un año (OR 1.58, 95% CI, 1.22-2.05) y a tres meses (OR 1.61, 95% CI, 1.16-2.21). Usando comparación indirecta, la vareniclina fue superior a la nicotina de reemplazo (OR 1.66, 95% CI 1.17–2.36, P = 0.004) en estudios de seguimiento a un año y tres meses. Efectos adversos no fueron sistemáticamente diferentes en los distintos estudios [29].

## TERAPIAS DE APOYO PSICOLÓGICO

Entre las distintas terapias de apoyo psicológico destaca la *entrevista motivacional* (EM), que se define como un método directivo centrado en el paciente que tiene como objetivo promover la motivación intrínseca al cambio a través de la exploración y resolución de la ambivalencia [30]. La utilización de la EM en las primeras entrevistas de evaluación del fumador mejora la posibilidad de que el paciente realice tratamiento; puede asimismo ser utilizada con éxito cada vez que reaparezca la ambivalencia al cambio conductual [30].

Otra terapia a consignar es la *prevención de recaídas*, que es un tipo de terapia cognitivo-conductual, que corresponde a un amplio rango de estrategias para prevenir las recaídas en el área de los trastornos por dependencia de sustancias [31]. Ésta incluye técnicas cognitivas y conductuales basadas primariamente en el modelo del proceso de recaída propuesto por Marlatt y Gordon [32]. Las técnicas cognitivas contribuyen al manejo de las urgencias y *craving* por la sustancia [31, 32]. Las técnicas conductuales ayudan al paciente a lidiar con las situaciones de riesgo de recaída [31, 32]. El tratamiento cognitivo conductual mejora los índices de éxito del tratamiento para dejar de fumar [10]. Se incluyen, entre otras, intervenciones como [33]:

- examen de procesos cognitivos asociados al fumar (trucos que la mente juega cuando tiene dudas acerca de fumar o no).
- identificación de decisiones aparentemente irrelevantes (DAI): decisiones, racionalizaciones y minimizaciones del riesgo que hacen que una persona se acerque a una situación de alto riesgo y pueda presentar una recaída.
- manejo de expectativas de autoeficacia, expectativas de resultado, atribuciones de causalidad.

## ADICCIÓN A LA NICOTINA EN PACIENTES CON OTRAS ADICCIONES

La dependencia a la nicotina sigue teniendo una alta prevalencia en pacientes psiquiátricos y en especial en la población de pacientes en tratamiento por dependencia a otras sustancias [34]. Esta alta prevalencia posee bases genéticas y neurobiológicas que han sido bien estudiadas [35]. Está demostrado que los fumadores que tienen una dependencia o abuso de alcohol asociados, suelen presentar dependencia a la nicotina más severas [36]; además, el uso concurrente de alcohol y nicotina produce efectos deletéreos en la salud del individuo que tienden a ser sinérgicos más que sumatorios [36].

Estudios de seguimiento post tratamiento de rehabilitación de pacientes con problemas de alcohol y otras sustancias han encontrado un significativo incremento en la mortalidad observada después de 20 años (48.1% vs 18.5%), lo que ha permitido concluir que pacientes previamente tratados por otras dependencias distintas de nicotina, tienen una mortalidad incrementada que está más relacionada con el consumo de tabaco que con el de la(s) sustancias que motivaron el tratamiento índice [37].

Es necesario abordar el tratamiento de la dependencia a la nicotina durante el curso de un tratamiento de dependencia a otras sustancias [37]. La evidencia actual apunta a mejores resultados con IB (Intervenciones Breves) concurrentes al tratamiento multidisciplinario de la adicción [38] y a intervenciones intensivas diferidas (seis meses luego de tratamiento intensivo para abstinencia de alcohol (sustancia más estudiada) [39]. Las intervenciones de apoyo en abstinencia de nicotina realizadas durante el tratamiento de otras adicciones han demostrado apoyar la abstinencia sostenida de las otras sustancias en el largo plazo [40].

## CONCLUSIONES

Según lo visto en este capítulo, queda demostrada la importancia del tabaco en el impacto de la mortalidad a nivel de la población mundial. El tratamiento para dejar de fumar salva vidas y es el tratamiento más costo efectivo que se conoce. Asimismo, queda patente la relevancia del tabaco en el impacto de la mortalidad en pacientes con otras adicciones.

Las intervenciones combinadas (farmacológica y psicológica) son las más efectivas para abordar la dependencia a la nicotina. Está comprobado que existe un efecto acumulativo de los tratamientos de cesación tabáquica en el tiempo y el contexto de tratamiento de otras adicciones, constituye una ventana de oportunidad para realizar una intervención en la dependencia de nicotina co mórbida.

## BIBLIOGRAFÍA

1. Tools for Advancing Tobacco Control in the XXIst century: Policity recommendations for smoking cessation and treatment of tobacco dependence. Tools for public health. Geneva: World Health Organization, 2003.
2. Informe sobre la salud en el mundo 2002: reducir los riesgos y promover una vida sana. Ginebra: Organización Mundial de la Salud., 2002.
3. La epidemia de tabaquismo: los gobiernos y los aspectos económicos del control del tabaco. Washington, DC: Organización Panamericana de la Salud, 2000.
4. Rojas G, Gaete J, Gonzalez I, Ortega M, Figueroa A, Fritsch R, Araya R. [Tobacco smoking and mental health]. Rev Med Chil 2003; 131(8):873-80.
5. Encuesta Mundial de Tabaquismo en Jóvenes (EMTA). 2003.
6. Impacto modificaciones a la ley de tabaco. Santiago: Ministerio de Salud, Gobierno de Chile, 2009.
7. Doll R, Peto R, Boreham J, Sutherland I. Mortality in relation to smoking: 50 years' observations on male British doctors. BMJ 2004; 328(7455):1519.
8. Aguirre C. Tabaquismo durante el embarazo: Efectos en la salud respiratoria infantil. Revista chilena de enfermedades respiratorias 2007;23:173-8.
9. Pauly JR, Slotkin TA. Maternal tobacco smoking, nicotine replacement and neurobehavioural development. Acta Paediatr 2008; 97(10):1331-7.
10. Aveyard P, West R. Managing smoking cessation. BMJ 2007; 335(7609):37-41.
11. Dempsey D, Jacob P, 3rd, Benowitz NL. Accelerated metabolism of nicotine and cotinine in pregnant smokers. J Pharmacol Exp Ther 2002; 301(2):594-8.
12. Nicotine Addiction in Britain. A report of the Tobacco Advisory Group of the Royal College of Physicians. London: Royal College of Physicians of London, 2000.
13. Quitting Tobacco Facts, 2009.
14. Diagnostic and statistical manual of mental disorders, 4th edn. Washington, 2000.
15. Solberg LI, Maciosek MV, Edwards NM, Khanchandani HS, Goodman MJ. Repeated tobacco-use screening and intervention in clinical practice: health impact and cost effectiveness. Am J Prev Med 2006; 31(1):62-71.
16. Vasilaki EI, Hosier SG, Cox WM. The efficacy of motivational interviewing as a brief intervention for excessive drinking: a meta-analytic review. Alcohol Alcohol 2006; 41(3):328-35.

17. Fiore MC. US public health service clinical practice guideline: treating tobacco use and dependence. Respir Care 2000; 45(10):1200-62.

18. Fiore MC, Smith SS, Jorenby DE, Baker TB. The effectiveness of the nicotine patch for smoking cessation. A meta-analysis. JAMA 1994; 271(24):1940-7.

19. US National Library of Medicine, National Institute of Health. Medline Plus. Medline Plus webpage 2005Available from: URL, 2005.

20. Jamerson BD, Nides M, Jorenby DE, et al. Late-term smoking cessation despite initial failure: an evaluation of bupropion sustained release, nicotine patch, combination therapy, and placebo. Clin Ther 2001; 23(5):744-52.

21. Jorenby DE, Leischow SJ, Nides MA, et al. A controlled trial of sustained-release bupropion, a nicotine patch, or both for smoking cessation. N Engl J Med 1999; 340(9):685-91.

22. ASH. VARENICLINE - Guidance for health professionals on a new prescription-only stop smoking medication, 2006.

23. Gonzales D, Rennard SI, Nides M, et al. Varenicline, an alpha4beta2 nicotinic acetylcholine receptor partial agonist, vs sustained-release bupropion and placebo for smoking cessation: a randomized controlled trial. JAMA 2006; 296(1):47-55.

24. Jorenby DE, Hays JT, Rigotti NA, et al. Efficacy of varenicline, an alpha4beta2 nicotinic acetylcholine receptor partial agonist, vs placebo or sustained-release bupropion for smoking cessation: a randomized controlled trial. JAMA 2006; 296(1):56-63.

25. Tonstad S, Tonnesen P, Hajek P, Williams KE, Billing CB, Reeves KR. Effect of maintenance therapy with varenicline on smoking cessation: a randomized controlled trial. JAMA 2006; 296(1):64-71.

26. Stapleton JA, Watson L, Spirling LI, Smith R, Milbrandt A, Ratcliffe M, Sutherland G. Varenicline in the routine treatment of tobacco dependence: a pre-post comparison with nicotine replacement therapy and an evaluation in those with mental illness. Addiction 2008; 103(1):146-54.

27. Kuehn BM. FDA warns of adverse events linked to smoking cessation drug and antiepileptics. JAMA 2008; 299(10):1121-2.

28. Freedman R. Exacerbation of schizophrenia by varenicline. Am J Psychiatry 2007; 164(8):1269.

29. Wu P, Wilson K, Dimoulas P, Mills EJ. Effectiveness of smoking cessation therapies: a systematic review and meta-analysis. BMC Public Health 2006; 6:300.

30. Miller W, Rollnick S. Motivational interviewing: Preparing people for change, 2002.

31. Wanigaratne S, Wallace W, Pullin J, Keaney F, Farmer R. Relapse Prevention for Addictive Behaviours. A manual for therapists., First edn. Oxford: Blackwell Science, 1990.

32. Marlatt G, Gordon JR. Relapse Prevention: Maintenance strategies in the treatment of addictive behaviors First edn. New York:: The Guilford Press; 1985.

33. Ramos A, Hayden V, Feuchtmann C. Prevención de recaídas básico (material pacientes). Ref Type: Unpublished Work, 2007.

34. Littleton J, Barron S, Prendergast M, Nixon SJ. Smoking kills (alcoholics)! shouldn't we do something about it? Alcohol Alcohol 2007; 42(3):167-73.

35. True WR, Xian H, Scherrer JF, et al. Common genetic vulnerability for nicotine and alcohol dependence in men. Arch Gen Psychiatry 1999; 56(7):655-61.

36. Bowman JA, Walsh RA. Smoking intervention within alcohol and other drug treatment services: a selective review with suggestions for practical management. Drug Alcohol Rev 2003; 22(1):73-82.

37. Hurt RD, Offord KP, Croghan IT, Gomez-Dahl L, Kottke TE, Morse RM, Melton LJ, 3rd. Mortality following inpatient addictions treatment. Role of tobacco use in a community-based cohort. JAMA 1996; 275(14):1097-103.

38. Rohsenow DJ, Monti PM, Colby SM, Martin RA. Brief interventions for smoking cessation in alcoholic smokers. Alcohol Clin Exp Res 2002; 26(12):1950-1.

39. Joseph AM, Willenbring ML, Nugent SM, Nelson DB. A randomized trial of concurrent versus delayed smoking intervention for patients in alcohol dependence treatment. J Stud Alcohol 2004; 65(6):681-91.

40. Prochaska JJ, Delucchi K, Hall SM. A meta-analysis of smoking cessation interventions with individuals in substance abuse treatment or recovery. J Consult Clin Psychol 2004; 72(6):1144-56.

CAPÍTULO 10

# Cannabinoides

**Katherine Araya**

La marihuana es la droga ilícita de mayor consumo en la población mundial. En Chile, estudios realizados por el CONACE en el año 2007 muestran que el consumo de marihuana, independientemente del género, va en aumento, observándose un mayor incremento en el uso de esta droga en jóvenes y adultos jóvenes de los niveles socioeconómicos medio-alto y alto, debido, principalmente, a una aceptación social de su consumo.

La humanidad conoce desde hace más de 5.000 años las propiedades recreacionales y medicinales de la *Cannabis sativa* o marihuana. La flor y las hojas de la planta secretan una resina que contiene cerca de 60 compuestos terpenofenólicos, los que se designan con el nombre de "cannabinoides".

El mecanismo de acción de la marihuana fue un misterio por siglos y sólo en 1964 se conoció la estructura química del ingrediente activo de ésta: el $\Delta^9$-tetrahidrocannabinol ($\Delta^9$-THC) [1]. La teoría más aceptada en la década de 1970 y principios de la siguiente planteaba que los efectos farmacológicos de los cannabinoides se explicaban debido a su alta liposolubilidad, la cual producía un efecto directo sobre las membranas que alteraba su fluidez y propiedades celulares, produciendo cambios en la farmacología celular. Esta hipótesis excluía la idea de que los efectos farmacológicos se producían por la unión a receptores específicos presentes en la superficie celular. Sin embargo, un problema que arrastraba esta teoría era la estereoespecificidad que estos compuestos presentaban en los modelos animales conductuales y farmacológicos [2], lo que llevaba a pensar en la existencia de un receptor. En 1984, se agregó otra prueba más para la posible existencia de un receptor cannabinoide. Howlett y Fleming mostraron que agregando $\Delta^9$-THC a neuroblastomas se inhibía a la enzima adenilil ciclasa, lo que era consistente con la unión a algún receptor no definido [3].

En 1988, Devane y cols., utilizando un cannabinoide sintético biológicamente activo CP-55,940, determinaron y caracterizaron un receptor cannabinoide en el cerebro de rata [3]. Finalmente, en 1990 junto con el descubrimiento del receptor cannabinoide denominado $CB_1$, se demostró que el receptor cannabinoide participaba en la inhibición de la adenilil ciclasa [4]. Debido a la unión específica de un agonista cannabinoide al receptor $CB_1$ en el cerebro y a una notable correlación entre la unión y la potencia en varios modelos conductuales de rata, que incluyen hipoactividad, antinocicepción, hipotermia y catalepsia, fue lógico pensar que el receptor $CB_1$ era el responsable de varios de los efectos psicoactivos de los cannabinoides [5].

En 1993 se produjo la caracterización molecular de un receptor cannabinoide periférico [6], dando este hallazgo cuenta de la existencia de un segundo tipo de receptor cannabinoide localizado en células del sistema inmune, al que se le denominó $CB_2$.

Ante la aparición de receptores cannabinoides surgió inmediatamente la interrogante: ¿cuáles son sus ligandos endógenos? Devane y cols., en 1992 [7] aislaron a partir de cerebro de cerdo un compuesto llamado N-araquidonoiletanolamina (*Anandamida*), que tenía la capacidad de unirse a los receptores cannabinoides [7]. La búsqueda de ligandos endógenos continuó y en 1995 se describió un nuevo compuesto, denominado 2-araquidonoilglicerol (2-AG) [8, 9].

En este capítulo revisaremos las características, vías de administración y farmacología de la *Cannabis sativa*, junto con estudiar el sistema endocannabinoide que incluye los ligandos endógenos y sus receptores. También abordaremos la neurobiología de la marihuana y veremos en detalle las evidencias que muestran su potencial adictivo, los mecanismos de acción, el blanco molecular y el sistema neurobiológico asociado. Con el término cannabinoides se hace referencia principalmente a los compuestos provenientes de la planta, principalmente, al $\Delta^9$-THC, y como endocannabinoides (eCB), a los ligandos endógenos como la anandamida y el 2-AG.

## *CANNABIS SATIVA*: "MARIHUANA"

La marihuana más antigua que se conoce data de hace 2.700 años, en la tumba de una momia caucásica al oeste de China, en Yanghai, donde aparecieron 789 gramos de la droga. Se trataba de un chamán de la cultura gushi, vinculada con los tocarios. Se cree que era cultivada y utilizada de modo terapéutico o adivinatorio. En la región de Mustang (Nepal) se encontraron semillas de 2.200 y 2.500 años, y en Pazyryk (Siberia), de 2.400 y 2.500 años de antiguedad, desconociéndose el uso que se les daba. De hace 1.700 años datan otros restos encontrados en Judea, donde se usaba como sedante en los partos. La primera referencia documentada del uso de la marihuana se encuentra en la farmacopea china, el *Pen Tsao* de Shen Nung en el 3727 A.C. Allí se hace referencia a su uso para aliviar los dolores de la menstruación.

La marihuana es una planta originaria del Asia central, pertenece al género de la *Cannabis*, crece en todo tipo de climas y existen tres subespecies: *Cannabis sativa sativa*, *Cannabis sativa indica* y *Cannabis sativa rudelaris*; a su vez, también hay múltiples variedades e híbridos. La planta está compuesta de tallo, hojas y flores, estas últimas llamadas *cogollos*. La flor produce, en mayor proporción que las hojas, una resina que contiene cerca de 60 compuestos cannabinoides. Los principales cannabinoides encontrados en la planta son $\Delta^9$-THC, $\Delta^8$-THC, Cannabinol (CBND) y Cannabidiol (CBD) [1] (Figura 19).

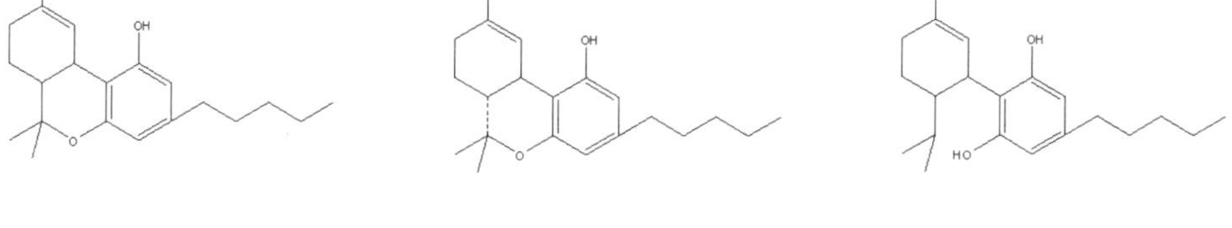


**Figura 19.** Estructura química de los principales cannabinoides presentes en *Cannabis sativa*

La marihuana es una planta anual dioica, vale decir, florece una vez al año, y existe un macho y una hembra. El macho se caracteriza por ser más ramificado y poseer un bajo número de flores, por lo que contiene una menor cantidad de compuestos psicoactivos. En contraste, la planta hembra presenta flores más compactas y en mayor número, por lo que contiene una mayor concentración de compuestos psicoactivos como $\Delta^9$-THC.

## FARMACOLOGÍA

La marihuana "normal" contiene habitualmente entre 0,5 a 5% de $\Delta^9$-THC, dependiendo de las diferentes técnicas de cultivo. Sin embargo, las variedades desarrolladas por los bancos de semillas tienen un nivel de $\Delta^9$-THC más alto, observándose hasta un 24% de $\Delta^9$-THC en las variedades más potentes. Esta droga se suele consumir por vía respiratoria, en forma de cigarrillo, aunque también es posible su consumo por vía oral.

La marihuana se presenta en diferentes formas, las más conocidas son las flores secas y enteras (los cogollos) y las hojas secas (los verdes). Existe también aceite de *Cannabis* o de *Hashis*, que es un concentrado cuya extracción generalmente implica el uso de solventes polares, con lo cual se obtiene $\Delta^9$-THC en altas concentraciones, lo que potencia los efectos psicoactivos de la marihuana. Una variedad manufacturada de la marihuana es la resina, que se llama *hachís* (que en árabe significa hierba seca), que se obtiene mediante la extracción de los tricomas de las flores que se amoldan en forma de bolitas (de color marrón bastante oscuro y levemente verdoso); luego se deja secar y, una vez seca, se corta en bloques y se acompañada generalmente con tabaco en su consumo. Todas estas formas de extracción del $\Delta^9$-THC se fuman como cigarrillo, pipas o se vaporizan con pipas.

La marihuana al ser fumada produce una combustión que destruye el 80% del $\Delta^9$-THC, por lo que sólo el 20% de lo que se fuma se incorpora al organismo. El $\Delta^9$-THC es el compuesto con mayor potencia psicoactiva. Su estructura química es altamente lipofílica, lo que hace que su distribución y eliminación sean distintas del resto de las drogas. La absorción a nivel de los pulmones varía entre el 2 y el 50%, esto dependerá de la variedad, parte de la planta que se fume y de su preparación. La absorción vía pulmonar es muy rápida, ya que pasa inmediatamente al torrente sanguíneo; esto, sumado a su alta lipofilia, permiten que atraviese la barrera hematoencefálica, tejidos grasos y órganos altamente vascularizados [10].

La concentración máxima de THC se alcanza entre los tres y siete minutos de la inhalación (Figura 20). El $\Delta^9$-THC experimenta una primera metabolización a nivel pulmonar y hepático, transformándose en 11-hidroxi-$\Delta^9$-THC (11-OH-THC). Este metabolito es activo y posee una potencia ligeramente superior al $\Delta^9$-THC. Además, el 11-OH-THC atraviesa más fácilmente la barrera hematoencefálica. Después de una segunda metabolización hepática, el 11-OH-THC se convierte en varios metabolitos inactivos, como el 11-nor-carboxi-$\Delta^9$-THC (THC-COOH), que es el metabolito más abundante en el plasma y en la orina. Existen otras rutas metabólicas alternativas; de hecho, se han identificado más de 80 metabolitos distintos del THC. Estos metabolitos sufren diversos procesos de metabolización que incluyen la conjugación con ácidos grasos de cadena larga (oléico y esteárico). Los metabolitos del THC se excretan principalmente por la bilis y las heces (65-70%), el resto se elimina por la orina. La eliminación urinaria tiene mayor importancia en consumidores crónicos, siendo los metabolitos urinarios fundamentalmente ácidos como el THC-COOH. Los efectos de la marihuana luego de su consumo por vía respiratoria pueden durar entre 60 y 90 minutos. La vida media de los THC es de 56 horas en consumidores ocasionales y 28 horas en consumidores crónicos [10].

La marihuana también se consume en preparaciones de recetas como el *space cake* (torta espacial) o *hash brownies* (queque con hachís). La ingestión por vía oral debe ser siempre bien medida, ya que de esta forma ingresa un mayor porcentaje de $\Delta^9$-THC que cuando se fuma o vaporiza. Al ser ingerido, el $\Delta^9$-THC pasa por el hígado antes de llegar al cerebro, teniendo leves cambios que transforman al $\Delta^9$-THC en otras sustancias con más poder psicoactivo que pueden provocar serias intoxicaciones. Al ingerir la marihuana por vía oral, el $\Delta^9$-THC se absorbe de forma lenta y variable, y nunca se tiene la certeza de la cantidad ingerida. La concentración máxima se alcanza luego de una a tres horas de su ingestión (Figura 20) y su absorción ocurre en el intestino, por lo que sufre metabolismo de primer paso, produciendo una alta cantidad de los metabolitos activos e inactivos (11-OH-THC y THC-COOH, respectivamente), lo que resulta altamente peligroso, pues al desconocerse la cantidad ingerida es más probable sufrir una sobredosis o intoxicación, debido a que la concentración plasmática de los metabolitos aumenta con el tiempo luego de ingerida la marihuana (Figura 20). Una vez consumida ésta, sus efectos pueden durar alrededor de cuatro a cinco horas [10].

El Δ[9]-THC y sus metabolitos se concentran en los tejidos con alto contenido lipídico, como el tejido adiposo, pulmones, riñones, hígado, corazón, bazo y glándula mamaria, los que se comportan como reservorios de THC y explican la elevada duración de estos compuestos en el organismo. La acumulación de THC en los tejidos grasos ha sido implicada en el fenómeno de tolerancia inversa, que se asocia al consumo crónico de cannabinoides. Este fenómeno consiste en el desarrollo de una intoxicación aguda por cannabinoides en sujetos consumidores habituales en periodos de abstinencia, tras la inhalación de dosis mínimas o tras periodos de ayuno prolongado por liberación de sustancias activas a la sangre desde los reservorios en tejidos grasos.

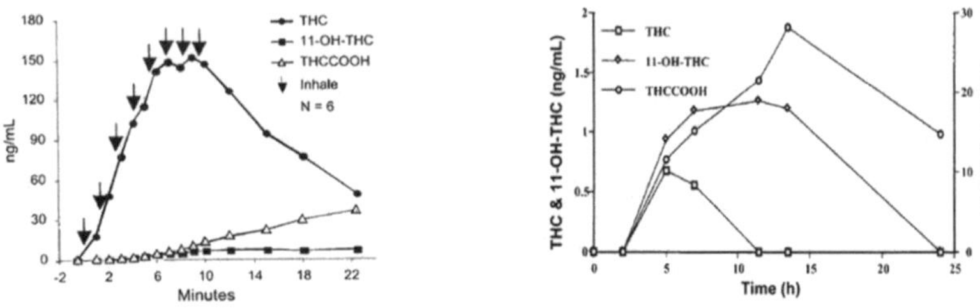


Huestis, M.A., *Pharmacokinetics and metabolism of the plant cannabinoids, delta9-tetrahydrocannabinol, cannabidiol and cannabinol*. Handb Exp Pharmacol, 2005(168): p. 657-90.

**Figura 20.** Concentración plasmática de THC y metabolitos luego de fumar marihuana (panel izquierdo) o de la administración oral (panel derecho)

Los efectos derivados del consumo de marihuana dependerán en gran medida no sólo de la frecuencia del consumo (efecto dependiente de la dosis), sino de la concentración de los compuestos cannabinoides presentes en cada dosis (principalmente la concentración del Δ[9]-THC), la vía de administración, la experiencia y la situación personal del consumidor o el tiempo de consumo. Cabe destacar que la edad de inicio en el consumo de los cannabinoides es la preadolescencia, lo que supone un importante factor a tener en cuenta ya que este grupo de consumidores todavía no han completado su desarrollo y maduración, hecho que podría ser determinante en la aparición de efectos adversos a largo plazo. Es importante destacar que no todos los síntomas aparecen en el mismo individuo. A continuación veamos en detalle lo que produce el consumo agudo y crónico de marihuana (Tabla 5) [11].

**Tabla 5.** Efectos físicos y psíquicos producidos por el consumo agudo y crónico de cannabinoides

| EFECTOS FÍSICOS | EFECTOS PSÍQUICOS |
|---|---|
| **Efectos agudos** | |
| - Disminución de secreciones<br>- Disminución de la presión intraocular (visón borrosa, enrojecimiento ocular)<br>- Disminución de la tensión arterial<br>- Aumento de la frecuencia cardiaca (mecanismo compensatorio a la baja de tensión)<br>- Disminución de la capacidad de reacción<br>- Distorsión del sentido de la distancia, de la imagen corporal o del tiempo<br>- Disminución de la fuerza muscular<br>- Relajación, somnolencia<br>- Sentido del equilibrio alterado | - Percepciones sensoriales exacerbadas (auditivas, visuales, táctiles, olfatorias, gustativas o de movimiento)<br>- Distorsión de la percepción temporal y espacial, sedación<br>- Ansiedad<br>- Crisis agudas de carácter psicótico<br>- Euforia, bienestar y desinhibición<br>- Locuacidad y risa espontánea<br>- Disminución de la memoria a corto plazo |
| **Efectos crónicos** | |
| - Alteración de percepción temporal<br>- Memoria<br>- Coordinación motora<br>- Cáncer laringe o de pulmón<br>- Taquicardia e hipotensión<br>- Broncodilatación<br>- Alteración del sistema inmunológico<br>- Ataxia, debilidad muscular<br>- Problemas endocrinos<br>- Alteraciones de ciclo menstrual Alteración de espermatogénesis | - Inestabilidad emocional<br>- Confusión<br>- Empeoramiento de trastornos psiquiátricos previos<br>- Aumento de riesgo de aparición de esquizofrenia<br>- Depresión<br>- Marginación social |

## CANNABINOIDES Y PSICOSIS

Existe evidencia de que el consumo de *cannabis* podría contribuir al desarrollo de sintomatología psicótica y/o esquizofrenia [12]. El desarrollo de esta sintomatología ocurre en una pequeña proporción de las personas que consumen *cannabis*. La cantidad y duración del consumo de *cannabis*, como también la edad en que las personas están expuestas, son potenciales factores de riesgo. Además, los factores genéticos parecen jugar un papel importante en la posibilidad de desarrollar psicosis inducida por *cannabis*. Un estudio de Caspi y cols. (2005) muestra que individuos con un variante más activa de la catecol-o-metil-transferasa, enzima encargada de la metabolización de catecolaminas como dopamina y noradrenalina, tienen mayor probabilidad de desarrollar psicosis.

## EFECTOS DE LOS CANNABINOIDES DURANTE EL EMBARAZO Y LA LACTANCIA

Cualquier sustancia que se abuse durante los periodos de embarazo y lactancia puede afectar la salud no sólo de la madre sino también del feto o recién nacido. La marihuana es una de las drogas ilícitas más consumidas por las mujeres embarazadas en los países occidentales [13]. A pesar de la evidente importancia que tiene conocer las consecuencias del consumo de marihuana durante este periodo, los datos científicos son escasos. Existen sólo dos estudios realizados entre 1978 y 1982 que han documentado los efectos sobre el desarrollo neuroconductual de la exposición prenatal a la *cannabis*. En estos estudios se señala que el consumo de cannabinoides durante el embarazo puede producir: abortos, parto prematuro, retardo de crecimiento intrauterino, bajo peso o desnutrición, y también puede afectar el buen funcionamiento del sistema inmunológico. Algunos estudios han encontrado que los bebés de madres que usaron marihuana durante el embarazo tienden a ser más pequeños que los de las embarazadas que no utilizaron la droga [13]. Estos bebés tienden a desarrollar problemas de salud.

La madre que amamanta y consume cannabinoides pasa parte del $\Delta^9$-THC a su bebé a través de la leche materna. Las investigaciones han encontrado que el uso de la marihuana por parte de la madre durante el primer mes de lactancia puede impedir el desarrollo motor del bebé (control del movimiento muscular).

También se ha observado bajo peso, retraso en el habla, déficit de memoria, miopía, estrabismo y problemas en el desarrollo del sistema neurológico. Los estudios muestran que niños, cuyas madres consumieron cannabinoides durante el embarazo y la lactancia, presentan durante los años preescolares y principios de la escuela primaria problemas de conducta y dificultades para mantener la atención y de memoria [14].

## SISTEMA ENDOCANNABINOIDE

¿Cómo es que los cannabinoides producen estos efectos? Como se mencionó anteriormente, la teoría más aceptada en los años 70 y principios de los 80, planteaba que los efectos farmacológicos de los cannabinoides se explicaban debido a su alta lipofilia, lo que producía un efecto directo sobre las membranas que alteraban su fluidez y propiedades celulares, llevando a cambios en la farmacología celular. Esta hipótesis contradecía la idea de que los efectos farmacológicos se producían por la unión a receptores específicos en la superficie celular [2]. Sin embargo, años más tarde, el receptor cannabinoide fue identificado molecularmente, encontrándose hasta ahora dos subtipos, denominados $CB_1$ y $CB_2$. Estos pertenecen a la superfamilia de los receptores de siete dominios transmembrana acoplados a proteína G, del tipo inhibitorio (Gi/o) [15]. El receptor $CB_1$ predomina en el cerebro [16], aunque también ha sido localizado en el tejido periférico, mientras que el receptor $CB_2$, se encuentra ubicado preferentemente en células mieloides diferenciadas del sistema inmune [15]. No obstante, nuevas evidencias señalan que los receptores $CB_2$ también estarían en el cerebro.

### El receptor $CB_1$

Es un receptor de siete dominios transmembrana acoplado a proteína Gi/o que contiene 472 aminoácidos en humanos y 473 en ratas [17]. Presenta una alta conservación entre ratas y humanos, con una homología del 93% en la secuencia de ácidos nucleicos y de un 97% en la de aminoácidos, con un peso molecular aparente de 64kDa [18]. Posee además un extremo N-terminal extracelular y uno C-terminal intracelular.

**Tabla 6.** Densidad del receptor cannabinoide $CB_1$ en distintas áreas del cerebro de rata

| **DENSIDAD DE RECEPTOR $CB_1$** | **NÚCLEO CEREBRAL DE RATA** |
|---|---|
| Alta densidad (4 a 7 pmol/mg de proteína) | - Ganglio basal (sustancia nigra pars reticulata, caudado-putamen, segmento interno y externo del globo pallidus)<br>- Capa molecular del cerebelo<br>- Zonas glomerulares del bulbo olfatorio |
| Densidad moderadamente alta (2 a 4 pmol/mg de proteína) | - Hipocampo (CA3)<br>- Comisura intrabulbar anterior<br>- Núcleo accumbens<br>- Septum<br>- Corteza cerebral (láminas I y IV)<br>- Área tegmental ventral |
| Niveles moderados de densidad (1 a 2 pmol/mg de proteína) | - Médula espinal (lámina X y la sustancia gelatinosa)<br>- Habénula<br>- Hipocampo (CA1).<br>- Tálamo e hipotálamo medio<br>- Amígdala extendida y basolateral<br>- Núcleo del tracto solitario (sustancia gris central) |
| Bajos niveles de densidad | - Tronco cerebral (excepto sustancia gris central, área postrema y núcleo caudado del tracto solitario<br>- Médula oblongata<br>- Cerebelo (excepto capa molecular) |

El receptor $CB_1$ es uno de los receptores acoplados a proteína G más abundantes del cerebro (Tabla 6), de ahí que también se le llamó receptor cannabinoide central. Su distribución en ciertas zonas cerebrales se correlaciona con los efectos de los cannabinoides sobre la memoria, la percepción, el control de movimiento, los efectos recompensantes y los efectos sobre la retirada (Tabla 7) [19]. Pero no sólo en el cerebro existen receptores $CB_1$, puesto que estudios realizados por Matsuda y cols., en 1990 [4], muestran que este receptor también se encuentra localizado en tejidos periféricos como los testículos, el útero, los ovarios, las glándulas mamarias, adipositos y el tracto gastrointestinal [4]. Estudios posteriores muestran que además se localiza en la próstata, la médula ósea, las glándulas adrenales, la glándula pituitaria, el corazón, los pulmones, el timo, las amígdalas, los leucocitos, el músculo liso, el estómago, el colon, los plexos submucosos, el plexo mientérico, el ducto biliar, el endotelio vascular, las neuronas periféricas, los riñones y los espermios [20]. Existe evidencia que señala que este receptor también se encuentra presente en el músculo esquelético, el hígado, el riñón, el páncreas y en la placenta [21].

**Tabla 7.** Regiones cerebrales que median los efectos farmacológicos de los cannabinoides

| EFECTOS CONDUCTUALES | REGIÓN DEL CEREBRO |
|---|---|
| Reducción de movimiento | Sustancia nigra, globus pallidus, caudado-putamen, corteza frontal y cerebelo |
| Alteraciones de la memoria | Hipocampo y corteza prefrontal |
| Antinocicepción | Cordón espinal, gris periaqueductal y rafe dorsal |
| Efecto neuroendocrinos | Hipotálamo basal medio y área preóptica |
| Antiemesis | Corteza cerebral, área subpostrema (núcleo del tracto solitario) |
| Aumento de apetito | Hipotálamo lateral y área subpostrema |
| Hipotermia | Área preóptica y tallo cerebral caudal |
| Recompensa/retirada | Núcleo accumbens, área tegmental ventral y amígdala |

Se ha determinado que el receptor $CB_1$ se encuentra en los terminales presinápticos de las neuronas glutamatérgicas y GABAérgicas. Cuando los compuestos cannabinoides como el $\Delta^9$-THC se unen al receptor $CB_1$, se produce la inhibición de la enzima adenilil ciclasa, lo que ocasiona una disminución del segundo mensajero AMPcíclico (AMPc), que altera la capacidad de fosforilación de algunas proteínas quinasas, como la PKA, la que produce el cierre de canales de $K^+$ tipo A. La activación de la proteína $G_{i/o}$ produce además el cierre de canales de $Ca^{+2}$, $Na^+$ y la apertura de canales de $K^+$ rectificadores de entrada [22, 23]. Asimismo, la activación del receptor $CB_1$ genera la activación de las proteínas MAPKs (proteínas quinasa activadas por mitógenos) que participan en la modulación de diferentes actividades celulares a través de la fosforilación de diferentes sustratos como otras proteínas quinasas, fosfolipasas, factores de transcripción, activación de genes tempranos y proteínas del citoesqueleto [24, 25].

## El receptor $CB_2$

Es un receptor de siete dominios transmembrana acoplado a proteína Gi/o que contiene 369 aminoácidos y posee un peso molecular aparente de 40 kDa. Presenta un 44% de homología con el receptor $CB_1$ en su secuencia aminoacídica total, mientras que posee un 68% de homología con éste en su secuencia aminoacídica transmembrana [17]. El receptor $CB_2$ es en gran medida conservado evolutivamente. El de rata tiene un 93% de homología al de ratón y un 81% al de humano [26].

La localización del receptor $CB_2$ por años ha sido restringida a la periferia, principalmente a las células del sistema inmune, pero también se ha observado en el bazo, timo, páncreas, amígdalas y en la retina, donde controlaría la presión intraocular [27]. Sin embargo, estudios recientes muestran que este receptor también está presente en algunas áreas del cerebro [28]. La activación del receptor $CB_2$ genera la inhibición de la enzima adenilil ciclasa, lo que produce la activación de la vía de las MAPKs, cuyo efecto es la activación de genes tempranos. Esto ocurre de manera similar a lo observado para el receptor $CB_1$, pero existen importantes diferencias, ya que no se ha reportado hasta hoy alguna inhibición o activación de canales iónicos por parte del receptor $CB_2$, como ocurre con la activación del receptor $CB_1$. Esto se debe a que el receptor $CB_2$ en el cerebro hasta hace muy pocos años no había sido localizado, por lo que no hay certeza de que en el cerebro la activación de este receptor pudiera estar activando las mismas vías de señalización que el receptor $CB_1$. Actualmente se considera que el receptor $CB_2$ es un importante inmunomodulador, debido a su capacidad para incrementar o suprimir el crecimiento de las células del sistema inmune [28]. También se ha demostrado que cumple una importante función a nivel cerebral que veremos en detalle más adelante.

En nuestro organismo existen compuestos denominados eCB (cannabinoides endógenos) capaces de activar los receptores. Estos compuestos son derivados de ácidos grasos poliinsaturados que escapan a la estructura típica de los neurotransmisores clásicos. Además, su mecanismo de liberación es totalmente diferente al de otros neurotransmisores como aminas, péptidos ó aminoácidos, los cuales son sintetizados en el citosol y almacenados en vesículas para luego ser liberados. Los eCB son producidos por ruptura de precursores lipídicos de membrana y liberados *in situ*. Aunque existe una variedad de eCB descritos hoy en día, la anandamida y 2-AG tienen el honor de ser considerados los principales endocannabinoides, los que a la vez son los más investigados.

## Anandamida

Su nombre proviene del término sánscrito indio *Ananda*, que significa tranquilidad y felicidad, lo que representa algunos de los efectos de los cannabinoides en humanos. Pertenece a la familia de los eicosanoides, moléculas lipídicas derivadas de ácidos grasos. Fue originalmente aislada por Devane y cols, en 1992 a partir de cerebro de cerdo [7]. Presenta afinidad parcial con los receptores cannabinoides y no es específica de éstos, ya que se ha demostrado que se une a otros receptores acoplados a proteína G distintos de $CB_1$ o $CB_2$ [29], lo que dificulta su estudio como agonista de receptores cannabinoides. Sus niveles en plasma, cerebro y tejido son muy bajos, lo que indica que la anandamida es sintetizada *in situ* en el momento de actuar. La anandamida es generada por la hidrólisis de N-Araquidonoil fosfatidiletanolamina, la cual es catalizada por la fosfolipasa D.

El N-araquidonoil-fosfatidiletanolamina de la membrana es utilizado completamente durante la formación de anandamida y puede ser restaurado por la enzima N-aciltransferasa, la cual saca una molécula de araquidonato como fosfatidilcolina y lo transfiere al grupo amino de la fosfatidiletanolamina. La anandamida recién formada, y debido a su naturaleza hidrofóbica, difunde por la membrana, siendo liberada al espacio extracelular [30], pudiendo de esta manera activar al receptor cannabinoide ($CB_1$ o $CB_2$). La anandamida que no se une a su receptor y que queda en el espacio extracelular, es rápidamente llevada hacia el espacio intracelular por el transportador de anandamida. Este transporte es seguido por la hidrólisis catalizada por la enzima anandamida hidrolasa (también llamada amida hidrolasa de ácidos grasos), produciendo ácido araquidónico, el cual puede rápidamente ser reincorporado en fosfolípidos o sufrir un posterior metabolismo por COX u otras enzimas [31].

## 2-Araquidonoilglicerol (2-AG)

Otro importante eCB es el 2-Araquidonoilglicerol (2-AG), el cual fue aislado por Mecholaum y cols., en 1995 [9], desde el intestino de perro. Al mismo tiempo, Sugiura y cols. lo reportaron en el cerebro de perro [8]. A partir de su estructura química existen dos posibles vías para su biosíntesis. La primera, implica la misma cascada enzimática que forma los segundos mensajeros Inositol(1,4,5,)-trifosfato y 1,2-diacilglicerol (DAG), y la segunda vía sería a través de fosfolipasa A2, partiendo del mismo fosfolípido precursor para dar un lisofosfolípido que es convertido a 2-AG por la acción de una lisofosfolipasa C [31]. Una vez sintetizado el 2-AG, difunde a través de la membrana al espacio extracelular y activa el receptor cannabinoide. Al igual que con la anandamida, lo que no se une al receptor será llevado por el transportador de anandamida hacia el interior de la célula. Pese a utilizar el mismo transportador que la anandamida, el mecanismo de degradación de 2-AG ocurre por la activación de la enzima monoacilglicerol lipasa, la cual produce ácido araquidónico y glicerol. En el cerebro se cree que el 2-AG es el que juega un papel fundamental en la activación del receptor $CB_1$, ya que presenta una mayor afinidad y selectividad por este receptor [30].

Al igual que su síntesis y liberación, el mecanismo de transducción de señales de los eCB es distinto al de los neurotransmisores clásicos. Los eCB producen una *señalización retrógrada*, fenómeno que ha sido ampliamente observado en neuronas. Se ha demostrado que los receptores cannabinoides $CB_1$ se encuentran en los terminales nerviosos de las neuronas GABAérgicas y glutamatérgicas. Cuando se produce una depolarización en la neurona postsináptica ocurre un aumento del $Ca^{+2}$ intracelular, lo cual conlleva la activación de las enzimas que sintetizan eCB, como el 2-AG. Posteriormente, éste difunde al espacio extracelular y produce la activación del receptor $CB_1$, que se acopla a la proteína Gi/o activándola y desencadenando la activación o el bloqueo de los canales iónicos (mencionado anteriormente). Esto tendrá como consecuencia la inhibición de la liberación de neurotransmisores como glutamato o GABA [30] (Figura 21).

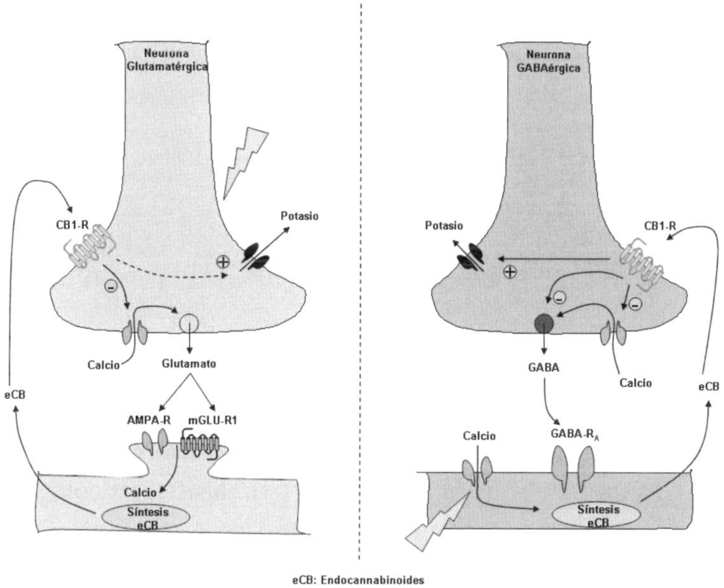


**Figura 21.** Señalización retrógrada de los endocannabinoides

## NEUROBIOLOGÍA DE LOS CANNABINOIDES

Se sabe que la marihuana es una de las drogas de abuso de mayor consumo a nivel mundial y que existe una variedad de mitos sobre sus efectos y consecuencias (¿es o no adictiva?). Dentro de los efectos más conocidos descritos por el consumo de marihuana están: la pérdida de memoria a corto y largo plazo, y las alteraciones en el aprendizaje, pero, ¿cuál es el mecanismo por el que se producen estos efectos? Como se mencionó antes, el receptor $CB_1$ está ampliamente localizado en los terminales sinápticos de las neuronas GABAérgicas y glutamatérgicas del cerebro. Por su parte, el hipocampo es el núcleo cerebral relacionado directamente con la memoria y el aprendizaje, además de ser uno de los núcleos con una alta población de neuronas glutamatérgicas que expresan el receptor $CB_1$.

Slanina y cols., en 2005, al medir las corrientes excitatorias postsinápticas (EPSC) de las neuronas glutamatérgicas del hipocampo, mostraron que al bloquear selectivamente el receptor $CB_1$ se produce un aumento de EPSC, lo que se traduce en un mayor LTP (*long-term potentiation*). Estos resultados señalan que la activación del receptor $CB_1$ por eCB produce una disminución en la liberación de glutamato. Esto nos señala que los eCB serían un mecanismo de regulación para la liberación de este neurotransmisor en el hipocampo [32]. Pero ¿cómo se correlaciona esto con la conducta de memoria y aprendizaje cuando se consume marihuana?

Niyuhire y cols., en 2007 [32], utilizando el paradigma del Morrison Water-Maze, el cual evalúa la memoria y el aprendizaje, observaron que si se activa selectivamente el receptor $CB_1$ disminuye la capacidad de los animales para recordar una conducta aprendida y aumenta la dificultad para aprender una nueva conducta [32].

Una de las principales interrogantes es: *¿genera* el consumo de marihuana *adicción?* Hasta el día de hoy aún existen discrepancias en los análisis acerca del potencial adictivo de esta sustancia. Algunos investigadores afirman que ciertas personas son dependientes de la marihuana por razones psicológicas. Sin embargo, otros estudios muestran que el uso crónico de substancias psicotrópicas como el $\Delta^9$-THC, producen alteraciones sobre las propiedades funcionales de los circuitos neuronales, lo que conlleva a cambios plásticos perdurables que afectan principalmente al circuito de recompensa y del reforzamiento. Estos estudios y otros que se analizarán a continuación, demuestran que la marihuana posee un potencial adictivo al igual que otras drogas de abuso.

Se ha descrito que el receptor $CB_1$ se localiza en los terminales sinápticos de las neuronas GABAérgicas y glutamatérgicas que inervan el área tegmental ventral y el núcleo accumbens (Figura 22). Al igual que otras drogas, se ha mostrado que el $\Delta^9$-THC y otros agonistas cannabinoides son capaces de aumentar la liberación de dopamina en el núcleo accumbens [33]. Para entender cuál es el mecanismo por el que los cannabinoides producen la liberación de dopamina en el núcleo accumbens, Lupica y cols., en 2005 [34], mostraron que al estimular eléctricamente la neurona dopaminérgica en el área tegmental ventral, ocurría una despolarización de la neurona, lo que generaba un aumento del $Ca^{+2}$ intracelular; esto producía la liberación de endocannabinoides, los cuales activaban el receptor $CB_1$ presente en las interneuronas GABAérgicas del área tegmental ventral. A su vez, esta inhibición del tono inhibitorio produce el aumento en la activación de la neurona dopaminérgica en el área tegmental ventral, efecto que es bloqueado mediante el uso de antagonistas para el receptor $CB_1$ [34]. Este mecanismo de activación del circuito de la recompensa es similar a lo que ocurre con los opiodes. De hecho, se ha descrito que existe un sinergismo entre opioides y cannabinoides, ya que el efecto en el aumento de la liberación de la dopamina en el núcleo accumbens por la administración de $\Delta^9$-THC puede ser bloqueado no sólo por un antagonista selectivo del receptor $CB_1$, sino que también por un antagonista de receptores opiodes como la *Naloxona* y viceversa [33].

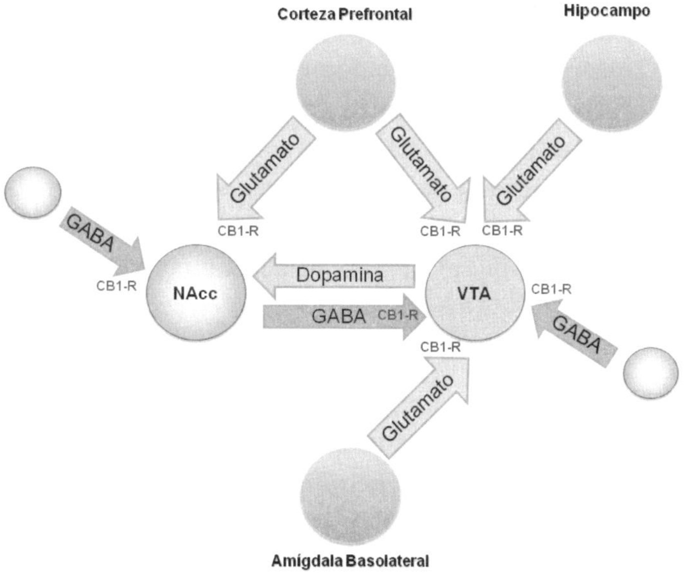


**Figura 22.** Localización de los receptores CB1 en el circuito de la recompensa

Para estudiar el efecto adictivo de los cannabinoides se han utilizado los paradigmas experimentales: la preferencia de lugar condicionado (CPP) y la autoadministración de la droga. Estos estudios muestran que la administración intracerebroventricular (i.c.v) de bajas dosis de $\Delta^9$-THC (0,75 mg/kg) actúa como un eficaz reforzante en ratas, tanto en el paradigma de CPP como en el autoadministración, perdiendo el efecto recompensante en ambos paradigmas al administrar una dosis de antagonista del receptor $CB_1$ *rimonabant* (SR-141716A, actualmente descontinuado por su efecto inductor de depresión). Estos estudios proporcionan un modelo animal confiable para estudios conductuales, moleculares y celulares del abuso de cannabinoides [35].

La evidencia señala, además, que el consumo crónico de cannabinoides al igual que de otras drogas de abuso produce tolerancia, entendiendo esto como la necesidad de incrementar la dosis para obtener los mismos efectos. Estudios realizados por Breivogel y cols., en 1999 [36], muestran que la administración repetida de $\Delta^9$-THC produce una regulación negativa (*downregulation*) y una desensibilización de los receptores $CB_1$, dependiendo del tiempo de administración. Así, al aumentar el tiempo, hay una mayor disminución de receptores en áreas del cerebro como: cerebro medio, corteza, hipocampo, estriado y cerebelo [36]. Este mecanismo explicaría el fenómeno de tolerancia producido por los cannabinoides y sería la principal causa que lleva al consumo de altas dosis de marihuana, a su utilización asociada con otras drogas como la nicotina y/o el alcohol, además de ser la razón por la cual se considera el consumo de marihuana como una puerta de entrada a otras drogas más duras, que requiere bajas dosis de estas últimas, debido a que el circuito de la recompensa se encuentra sensibilizado tras la administración repetida de $\Delta^9$-THC.

Así lo prueban los experimentos realizados por Singh y cols., en 2005 [37], quienes a un grupo de ratas le administraron $\Delta^9$-THC por 41 días. Tras un periodo de retirada de dos semanas, le administraron a los roedores una dosis aguda de una droga dura como la heroína: Los experimentos mostraron que tras la administración repetida de $\Delta^9$-THC no hubo cambio en la actividad locomotora de los animales; sin embargo, al administrar la heroína se observó un aumento significativo de la actividad locomotora, siendo este un parámetro que predice cambios plásticos asociados con las drogas de abuso [37].

La hormona liberadora de corticotropina (CRH) ha sido implicada en la mediación del estrés. En el caso de las drogas de abuso, la retirada de las drogas tales como alcohol, cocaína y opiáceos induce un aumento de CRH. La evidencia señala que luego de administrar repetidamente un agonista cannabinoide sintético de alta potencia (HU-210) a ratas y posteriormente inducir la retirada con el antagonista cannabinoide rimonabant, se produce un aumento de los niveles extracelulares de CRH en la amígadala extendida y una activación de las neuronas localizada en este núcleo. Estos datos sugieren que la administración a largo plazo de cannabinoides altera la función de CRH en el sistema límbico del cerebro, de manera similar a lo observado con otras drogas de abuso, lo que induce procesos neuroadaptativos que pueden a futuro resultar en una mayor vulnerabilidad a la adicción a las drogas [38].

El tratamiento farmacológico para la adicción a las drogas de abuso aún no está resuelto, y nuevos blancos terapéuticos e hipótesis son necesarias. Se ha acumulado evidencia que asigna un papel central al sistema endocannabinoide en la regulación de los efectos inducidos por las diferentes drogas de abuso. Estudios con modelos animales han demostrado que si a aquellos animales entrenados para autoadministrarse heroína se les bloquean los receptores $CB_1$ con rimonabant, se inhiben de la búsqueda de heroína [39]. También se ha descrito que animales *knockout* para el receptor $CB_1$ pierden el interés por la autoadministración de cocaína. Sin embargo, si se administra una dosis aguda de cocaína se producen los mismo niveles extracelulares de dopamina en el núcleo accumbens que en un ratón control, lo que estaría indicando que lo que se pierde es la motivación por conseguir la droga y no la liberación de dopamina en el núcleo accumbens [40]. También se ha mostrado, utilizando el paradigma de CPP, que el antagonista $CB_1$ es capaz de bloquear la preferencia de lugar inducida por la nicotina [41]. Finalmente, para corroborar esta información en relación a la nicotina, se realizaron experimentos de autoadministración de nicotina en los que se observó que el antagonista $CB_1$, administrado directamente en el núcleo accumbens o en la amígdala, es suficiente para prevenir la búsqueda inducida por nicotina [42].

Los endocannabinoides son potentes moduladores de la transmisión sináptica e interfieren en los efectos de las drogas de abuso, lo cual tiene importantes implicaciones funcionales. Se ha planteado como hipótesis que el sistema endocannabinoide sería un importante mecanismo regulador de los efectos recompensante naturales y que también contribuiría a reducir los efectos aversivos producidos por las drogas de abuso [28].

## BIBLIOGRAFÍA

1. Gaoni Y, Mechoulam R. The isolation and structure of delta-1-tetrahydrocannabinol and other neutral cannabinoids from hashish. J Am Chem Soc 1971; 93(1):217-24.
2. Martin BR, Balster RL, Razdan RK, Harris LS, Dewey WL. Behavioral comparisons of the stereoisomers of tetrahydrocannabinols. Life Sci 1981; 29(6):565-74.
3. Devane WA, Dysarz FA, 3rd, Johnson MR, Melvin LS, Howlett AC. Determination and characterization of a cannabinoid receptor in rat brain. Mol Pharmacol 1988;34(5):605-13.
4. Matsuda LA, Lolait SJ, Brownstein MJ, Young AC, Bonner TI. Structure of a cannabinoid receptor and functional expression of the cloned cDNA. Nature 1990; 346(6284):561-4.
5. Compton DR, Rice KC, De Costa BR, Razdan RK, Melvin LS, Johnson MR, Martin BR. Cannabinoid structure-activity relationships: correlation of receptor binding and in vivo activities. J Pharmacol Exp Ther 1993; 265(1):218-26.
6. Munro S, Thomas KL, Abu-Shaar M. Molecular characterization of a peripheral receptor for cannabinoids. Nature 1993;365(6441):61-5.
7. Devane WA, Hanus L, Breuer A, et al. Isolation and structure of a brain constituent that binds to the cannabinoid receptor. Science 1992; 258(5090):1946-9.
8. Sugiura T, Kondo S, Sukagawa A, Nakane S, Shinoda A, Itoh K, Yamashita A, Waku K. 2-Arachidonoylglycerol: a possible endogenous cannabinoid receptor ligand in brain. Biochem Biophys Res Commun 1995; 215(1):89-97.
9. Mechoulam R, Ben-Shabat S, Hanus L, et al. Identification of an endogenous 2-monoglyceride, present in canine gut, that binds to cannabinoid receptors. Biochem Pharmacol 1995; 50(1):83-90.
10. Huestis MA. Pharmacokinetics and metabolism of the plant cannabinoids, delta9-tetrahydrocannabinol, cannabidiol and cannabinol. Handb Exp Pharmacol 2005(168):657-90.
11. Ameri A. The effects of cannabinoids on the brain. Prog Neurobiol 1999;58(4):315-48.
12. van Os J, Bak M, Hanssen M, Bijl RV, de Graaf R, Verdoux H. Cannabis use and psychosis: a longitudinal population-based study. Am J Epidemiol 2002; 156(4):319-27.
13. Fride E. The endocannabinoid-CB(1) receptor system in pre- and postnatal life. Eur J Pharmacol 2004; 500(1-3):289-97.

14. Trezza V, Cuomo V, Vanderschuren LJ. Cannabis and the developing brain: insights from behavior. Eur J Pharmacol 2008;585(2-3):441-52.

15. Piomelli D, Giuffrida A, Calignano A, Rodriguez de Fonseca F. The endocannabinoid system as a target for therapeutic drugs. Trends Pharmacol Sci 2000; 21(6):218-24.

16. Pertwee RG. Pharmacology of cannabinoid CB1 and CB2 receptors. Pharmacol Ther 1997; 74(2):129-80.

17. Matsuda LA. Molecular aspects of cannabinoid receptors. Crit Rev Neurobiol 1997; 11(2-3):143-66.

18. Song C, Howlett AC. Rat brain cannabinoid receptors are N-linked glycosylated proteins. Life Sci 1995; 56(23-24):1983-9.

19. Breivogel CS, Childers SR. The functional neuroanatomy of brain cannabinoid receptors. Neurobiol Dis 1998; 5(6 Pt B):417-31.

20. Goutopoulos A, Makriyannis A. From cannabis to cannabinergics: new therapeutic opportunities. Pharmacol Ther 2002; 95(2):103-17.

21. Shire D, Carillon C, Kaghad M, Calandra B, Rinaldi-Carmona M, Le Fur G, Caput D, Ferrara P. An amino-terminal variant of the central cannabinoid receptor resulting from alternative splicing. J Biol Chem 1995; 270(8):3726-31.

22. Howlett AC, Fleming RM. Cannabinoid inhibition of adenylate cyclase. Pharmacology of the response in neuroblastoma cell membranes. Mol Pharmacol 1984; 26(3):532-8.

23. Ruiz-Llorente L, Sanchez MG, Carmena MJ, Prieto JC, Sanchez-Chapado M, Izquierdo A, Diaz-Laviada I. Expression of functionally active cannabinoid receptor CB1 in the human prostate gland. Prostate 2003; 54(2):95-102.

24. Johnson GL, Lapadat R. Mitogen-activated protein kinase pathways mediated by ERK, JNK, and p38 protein kinases. Science 2002; 298(5600):1911-2.

25. Wartmann M, Campbell D, Subramanian A, Burstein SH, Davis RJ. The MAP kinase signal transduction pathway is activated by the endogenous cannabinoid anandamide. FEBS Lett 1995; 359(2-3):133-6.

26. Griffin G-, Tao Q-, Aboad M. Cloning and pharmacological characterization of the rat CB2 canabinoid receptor. J Pharmacol Exp Ther 2002; 292 886-94.

27. Straiker L, Maguire L. Expression of CB2 cannabinoid receptor mRNA in adult rat retina. Vis Neurosci 2000; 17:91-5.

28. Onaivi ES, Ishiguro H, Gong JP, et al. Functional expression of brain neuronal CB2 cannabinoid receptors are involved in the effects of drugs of abuse and in depression. Ann N Y Acad Sci 2008; 1139:434-49.

29. Di Marzo V, De Petrocellis L, Fezza F, Ligresti A, Bisogno T. Anandamide receptors. Prostaglandins Leukot Essent Fatty Acids 2002; 66(2-3):377-91.

30. Solinas M, Goldberg SR, Piomelli D. The endocannabinoid system in brain reward processes. Br J Pharmacol 2008; 154(2):369-83.

31. Piomelli D, Beltramo M, Giuffrida A, Stella N. Endogenous cannabinoid signaling. Neurobiol Dis 1998; 5(6 Pt B):462-73.

32. Niyuhire F, Varvel SA, Martin BR, Lichtman AH. Exposure to marijuana smoke impairs memory retrieval in mice. J Pharmacol Exp Ther 2007; 322(3):1067-75.

33. Tanda G, Pontieri FE, Di Chiara G. Cannabinoid and heroin activation of mesolimbic dopamine transmission by a common mu1 opioid receptor mechanism. Science 1997; 276(5321):2048-50.

34. Lupica CR, Riegel AC. Endocannabinoid release from midbrain dopamine neurons: a potential substrate for cannabinoid receptor antagonist treatment of addiction. Neuropharmacology 2005; 48(8):1105-16.

35. Braida D, Iosue S, Pegorini S, Sala M. Delta9-tetrahydrocannabinol-induced conditioned place preference and intracerebroventricular self-administration in rats. Eur J Pharmacol 2004; 506(1):63-9.

36. Breivogel CS, Childers SR, Deadwyler SA, Hampson RE, Vogt LJ, Sim-Selley LJ. Chronic delta9-tetrahydrocannabinol treatment produces a time-dependent loss of cannabinoid receptors and cannabinoid receptor-activated G proteins in rat brain. J Neurochem 1999; 73(6):2447-59.

37. Singh ME, McGregor IS, Mallet PE. Repeated exposure to Delta(9)-tetrahydrocannabinol alters heroin-induced locomotor sensitisation and Fos-immunoreactivity. Neuropharmacology 2005; 49(8):1189-200.

38. Rodriguez de Fonseca F, Carrera MR, Navarro M, Koob GF, Weiss F. Activation of corticotropin-releasing factor in the limbic system during cannabinoid withdrawal. Science 1997; 276(5321):2050-4.

39. Carai MA, Colombo G, Gessa GL. Rimonabant: the first therapeutically relevant cannabinoid antagonist. Life Sci 2005;77(19):2339-50.

40. Maldonado R, Valverde O, Berrendero F. Involvement of the endocannabinoid system in drug addiction. Trends Neurosci 2006; 29(4):225-32.

41. Le Foll B, Goldberg SR. Rimonabant, a CB1 antagonist, blocks nicotine-conditioned place preferences. Neuroreport 2004;15(13):2139-43.

42. Kodas E, Cohen C, Louis C, Griebel G. Cortico-limbic circuitry for conditioned nicotine-seeking behavior in rats involves endocannabinoid signaling. Psychopharmacology (Berl) 2007; 194(2):161-71.

CAPÍTULO 11

# Tratamiento farmacoterapéutico de la adicción

## (Una mirada desde la ciencia básica)

**Ramón Sotomayor-Zárate**

La adicción es una enfermedad neurobiológica crónica, influenciada por factores genéticos, psicosociales y ambientales. En la literatura se han establecido diversas características del proceso adictivo, por ejemplo: cronicidad, pérdida del control en el uso de la droga, uso compulsivo a pesar de los efectos adversos y avidez o deseo incontrolable por usar la droga (*craving*) [1]. Estas características hacen que el manejo clínico del adicto sea complejo y requiera de un tratamiento integral en el que las intervenciones biomédicas, farmacológicas y psicosociales se articulen apropiadamente.

En el desarrollo de este capítulo nos centraremos principalmente en la descripción de las terapias farmacológicas de acuerdo al tipo de adicción y luego con mayor detalle analizaremos los grupos farmacológicos más utilizados.

### FARMACOTERAPIA DEL ALCOHOLISMO

El abuso de alcohol y la dependencia alcohólica (alcoholismo) constituyen problemas de salud pública en todo el mundo. De hecho, la Organización Mundial de la Salud (OMS) estima que 2.000 millones de personas alrededor del mundo consumen alcohol y 76,3 millones presentan desórdenes diagnosticables por el uso del alcohol. Chile no es un país ajeno a esta realidad, ya que de acuerdo al "Cuarto Estudio de Drogas en la Población General" realizado por el CONACE, cerca de un millón de personas fueron catalogadas como bebedores problema. Cabe señalar que esta categoría considera a los individuos que pueden o no tener características de abusadores de alcohol o de alcohólicos, sin embargo, la ingestión de alcohol provoca en ellos o en terceros consecuencias negativas.

Desde el punto de vista farmacoterapéutico, el tratamiento para el abuso de alcohol y alcoholismo se ha basado en la desintoxicación del paciente (dejar de consumir alcohol) y su rehabilitación [2]. Sin embargo, dejar de ingerir alcohol abruptamente sin una terapia farmacológica adecuada puede generar un síndrome de abstinencia (Tabla 8) que facilita la recaída del paciente en el uso del alcohol. Actualmente, es aceptado como objetivo terapéutico primordial el reducir los daños causados por la ingesta de alcohol y mejorar el funcionamiento social del individuo.

**Tabla 8.** Signos y síntomas más importantes del síndrome de abstinencia de alcohol [1]

| SÍNDROME DE ABSTINENCIA |
|---|
| Tremor |
| Taquicardia |
| Diaforesis |
| Hipotensión arterial |
| Ansiedad |
| Náuseas, vómitos |
| Alucinaciones |
| Convulsiones |
| Hipertemia |
| Delirium |

Las estrategias farmacológicas más usadas y que han demostrado cierta efectividad para tratar el alcoholismo son las siguientes [3, 4]:

i) *Manejo de las convulsiones, la intoxicación y las complicaciones agudas del consumo de alcohol y de aquellas producidas por el cese del consumo.* Para tratar los eventos antes descritos, existe consenso entre la mayoría de los clínicos que los fármacos de elección son las benzodiazepinas (BZD) de acción prolongada (tiempo de vida media mayor a 24 horas). Estos fármacos favorecen un control efectivo de los síntomas del síndrome de abstinencia y en especial de las convulsiones (por ej. clordiazepóxido, diazepam) [1]. Más adelante se revisará en detalle este grupo farmacológico.

ii) *Tratamientos farmacológicos aversivos.* Los tratamientos aversivos se basan en generar reacciones no placenteras frente al consumo del alcohol. En este sentido el disulfiram es un fármaco muy utilizado en nuestro país para evitar las recaídas en el consumo de alcohol en pacientes abstinentes. Este fármaco inhibe la enzima acetaldehído deshidrogenasa, la cual metaboliza al acetaldehído producido por la metabolización directa del alcohol (Tabla 9). El exceso de acetaldehído generado por la acción del disulfiram es el responsable de producir los síntomas aversivos tales como: rubor facial, *rash* cutáneo, dolor de cabeza, debilidad muscular, taquicardia, náuseas y vómitos, entre otros.

En Chile, el disulfiram se encuentra disponible para la administración oral (comprimidos ranurados) y para la implantación subcutánea (pellets de preparación magistral). La principal diferencia entre ambas formas farmacéuticas está dada por la velocidad de absorción del fármaco y su esquema de dosificación. Los comprimidos ranurados de disulfiram se administran diariamente, mientras que el pellet de disulfiram es una forma farmacéutica que cede el principio activo de forma lenta y constante a la circulación general, permitiendo que el implante sea reemplazado mensualmente (útil para pacientes con falta de apego terapéutico y que no se administran el disulfiram diariamente).

Desde el punto de vista clínico, este fármaco ha demostrado de manera significativa reducir la frecuencia de la ingesta de alcohol en pacientes que han sufrido recaídas, sin embargo, a largo plazo no se ha observado una disminución del consumo de alcohol [5]. Cabe señalar que otras terapias que han intentado generar condicionamientos aversivos en pacientes alcohólicos, como por ejemplo la inyección del agente emético Emetina, también han sido ineficaces a largo plazo [6].

*iii)* *Tratamientos con bloqueadores de los efectos reforzantes del alcohol.* La evidencia ha demostrado que los efectos reforzantes del alcohol están asociados a la liberación de β-endorfinas en el área tegmental ventral. Estos opioides endógenos inhiben las neuronas GABAérgicas del área tegmental ventral facilitando la liberación de dopamina en el núcleo accumbens. En este sentido, nuestro grupo demostró que la naloxona, un antagonista del receptor opiode *mu*, inhibe la liberación de dopamina inducida por morfina en un área cerebral relacionada con el estrés y la adicción, denominada septum lateral [7]. Otro importante hallazgo experimental demostró que el fármaco Naltrexona (otro antagonista del receptor opiode *mu*) es capaz de bloquear el aumento de dopamina en el núcleo accumbens inducido por alcohol [8]. Desde el punto de vista terapéutico, el estudio clínico COMBINE, que incluyó a 1.383 pacientes alcohólicos, demostró que la administración de 100 mg diarios de naltrexona durante 16 semanas aumenta el porcentaje de días de abstinencia versus la administración de placebo [9, 10]. Otra evidencia experimental reciente ha demostrado que el nalmefene, un antagonista de los receptores opioides *mu* y *kappa* utilizado para el tratamiento de la adicción al juego y a las compras, es útil en la reducción del consumo de alcohol [11]. En Chile, actualmente para el tratamiento de la dependencia a alcohol sólo se encuentran disponibles la naloxona para su uso intravenoso y la naltrexona para administración oral (Nalerona®).

*iv)* *Tratamientos* anticraving. Investigaciones en animales de laboratorio y seres humanos sugieren que la regulacion de los niveles de glutamato juega un rol clave en la apetencia por consumir alcohol [12]. La terapia farmacológica para tratar la avidez por consumir alcohol está centrada hoy en día en el fármaco antiglutamatérgico acamprosato (Campral®). Este fármaco, disponible en Chile, ha demostrado disminuir el estado hiperglutamatérgico asociado con la retirada aguda y prolongada del alcohol. Se ha evidenciado en la literatura que es este estado hiperglutamatérgico el responsable del deseo y las recaídas del consumo de alcohol [13]. Desde el punto de vista molecular, se ha demostrado que acamprosato es capaz de bloquear el receptor ionotrópico de glutamato *N*-metil-*D*-aspártico (NMDA) y al receptor metabotrópico de glutamato mGLU-5 [14]. Algunas de las reacciones adversas descritas con el uso de acamprosato son: diarreas, náuseas, vómitos, dolores abdominales, molestias dermatológicas como prurito y eritema maculopapuloso.

**Tabla 9.** Mecanismo de acción de los fármacos utilizados en la adicción al alcohol

| FÁRMACO | RECEPTOR METABOTRÓPICO 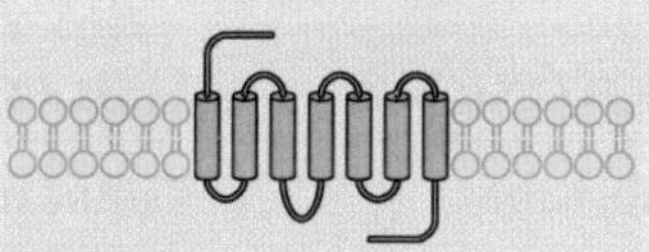 | RECEPTOR IONOTRÓPICO 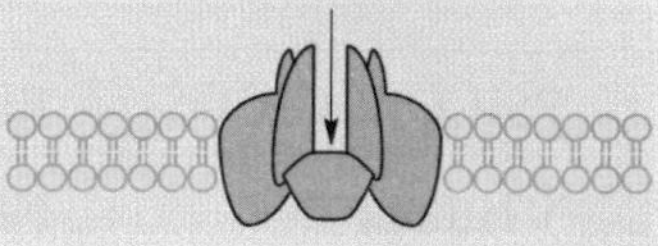 |
|---|---|---|
| Benzodiazepinas (Ej: Diazepam, Clordiazepóxido, Clonazepam) | | Agonistas del receptor $GABA_A$. |
| Naltrexona | Antagonista del Receptor opiode *mu*. (Receptor acoplado a proteína $G_{i/0}$) | |
| Acamprosato | Antagonista del receptor mGLU-5. (Receptor acoplado a proteína $G_{q/11}$) | Antagonista del receptor NMDA. |

Disulfiram: inhibidor de la acetaldehído deshidrogenasa

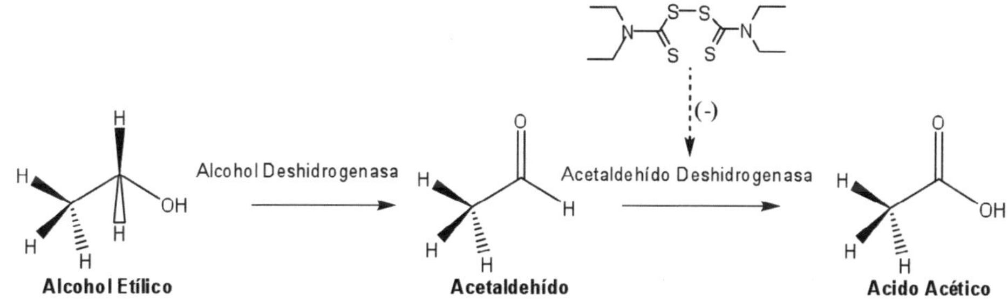

## FARMACOTERAPIA DE LA ADICCIÓN A PSICOESTIMULANTES

La denominación genérica de psicoestimulantes se utiliza para compuestos que generan efectos sobre la conducta (aumentan la concentración, la iniciativa y la confianza), sobre el estado de vigilia (aumentan la vigilia y el estado de alerta), y son capaces de disminuir el sueño, la fatiga y el apetito (Tabla 10).

**Tabla 10.** Efectos Psicológicos, Psicotóxicos y Físicos de las Drogas Psicoestimulantes.

| PSICOLÓGICOS | PSICOTÓXICOS | FÍSICOS |
|---|---|---|
| ↑ Humor | Nerviosismo | Taquicardia |
| ↑ Bienestar | Ansiedad | Hipertensión |
| Euforia | Agitación y Temblores | Vasoconstricción |
| ↑ Alerta | Confusión y Delirio | Midriasis |
| ↓ Sueño | Pánico | Hiperglicemia |
| ↑ Concentración | Ideación Paranoide | Hipertermia |
| ↑ Locuacidad | Insomnio | Contracción de Esfínteres |
| ↑ Energía | Depresión | |
| ↓ Fatiga | Disforia | |

Actualmente se acepta clasificar los psicoestimulantes en:

*a)* *Anfetaminas*: se consideran todos los compuestos químicos generados mediante síntesis industrial; por ejemplo: productos farmacéuticos como *D*-Anfetamina, Metanfetamina y Dietilpropión, o mediante síntesis clandestina como el MDMA: éxtasis; 3,4-metilendioxi-metanfetamina y el MDA: 3,4-metilendioxi-anfetamina.

*b)* *Alcaloides naturales*: los alcaloides son compuestos nitrogenados de naturaleza básica producidos por algunas plantas y extraídos por el hombre. Los alcaloides con actividad psicoestimulante más utilizados por el hombre son la cafeína y la cocaína.

b.1) *Cafeína:* la cafeína es un alcaloide del grupo de las metil-xantinas que se encuentra principalmente en el fruto de la planta del café, en la planta del té, en la yerba mate y en las bayas de guaraná. Es la sustancia psicoactiva más utilizada a nivel mundial y tiene efectos positivos sobre el estado de vigilia, aumentando la alerta y disminuyendo la fatiga. Desde el punto de vista cinético, es absorbida a nivel gastrointestinal, alcanzando concentraciones plasmáticas máximas entre los 30-45 minutos de la ingestión; posee una vida media plasmática de 3,5 a 5 horas. La cafeína estimula el sistema nervioso autónomo, incrementando la frecuencia y la fuerza de la contracción cardiaca, mientras que a nivel renal, ejerce un poderoso efecto diurético.

Algunos signos y síntomas de la ingesta excesiva de cafeína incluyen: ansiedad, insomnio, rubor facial, diuresis, espasmos musculares, taquicardia, arritmias y agitación psicomotora. El cese abrupto del consumo de cafeína en individuos que la ingieren de forma crónica puede provocar un síndrome de abstinencia entre 18 y 24 horas después de la última ingesta [1]. Este síndrome se caracteriza por provocar dolor de cabeza, somnolencia, alteraciones psicomotoras, dificultad para concentrarse, náuseas y aumentar la avidez por su consumo (*craving*).

b.2) *Cocaína:* la cocaína se extrae de las hojas de las plantas *Erythroxylum coca*, que crece principalmente en Perú y Bolivia, y de *Erythroxylum novo granatense*, que se da en Colombia y Ecuador. Como se vio en el capítulo 7, el mecanismo de acción de la cocaína fue descrito a fines de la década de 1980 por el grupo del Dr. Michael Kuhar [15], el que demostró que este alcaloide produce un aumento de los niveles extracelulares de dopamina a través del bloqueo de su transportador presináptico.

La cocaína posee una gran capacidad adictiva y se consume a través de diversas vías de administración. El clorhidrato de cocaína generalmente es inhalado por la vía nasal o se inyecta vía intravenosa, mientras que la cocaína base (también conocida como *crack*) principalmente se fuma. A continuación, en la Tabla 11, se señalan los signos y síntomas de la intoxicación y del síndrome de abstinencia producidos por la cocaína.

**Tabla 11.** Signos y síntomas más importantes de la intoxicación y del síndrome de abstinencia producidos por cocaína [1].

| INTOXICACIÓN | ABSTINENCIA |
|---|---|
| Agitación motora | Fatiga |
| Euforia | Alteraciones del Sueño |
| Locuacidad | Pesadillas |
| Taquicardia | Depresión |
| Midriasis | Aumento del apetito |
| ↑ ó ↓ de la Presión Arterial | |
| Náuseas | |
| Vómitos | |
| Sudoración | |
| Escalofríos | |

Tal como se describe en la Tabla 10, los efectos producidos por la acción de los psicoestimulantes son diversos y requieren de tratamiento psicofarmacológico. En la literatura se han reportado distintos estudios clínicos que han demostrado la efectividad de las estrategias farmacológicas para tratar la adicción a psicoestimulantes. Algunas de estas estrategias son similares a las utilizadas para tratar la dependencia al alcohol, mientras que otras son novedosas. En este sentido, a continuación se resumen los siguientes abordajes terapéuticos [16]:

i) *Tratamientos farmacológicos aversivos.* Al igual que para la dependencia alcohólica, el Disulfiram ha demostrado ser útil en reducir el consumo de cocaína en paciente adictos. Kathleen M. Carroll y cols., (2004) [17] demostraron en un estudio clínico randomizado, de 12 semanas de duración, para 121 pacientes adictos a cocaína, quienes recibieron Disulfiram o placebo, más terapia cognitiva conductual o psicoterapia interpersonal, una significativa disminución en el consumo de cocaína en los pacientes tratados con Disulfiram. Por otro lado, la terapia cognitiva conductual por sí sola también redujo significativamente el consumo de cocaína en comparación con los pacientes a los que se les aplicó psicoterapia interpersonal. La reducción del consumo de cocaína, en los grupos Disulfiram y terapia cognitiva conductual, fue más importante en aquellos pacientes que no tenían dependencia alcohólica o que no consumieron alcohol durante el estudio. Este último punto es relevante, ya que no se puede descartar que la reducción o abstinencia al consumo de alcohol sea un importante agente reductor del consumo de cocaína, ya que se ha observado una directa proporcionalidad en pacientes que consumen ambas drogas.

Desde el punto de vista molecular, un potencial mecanismo por el cual el Disulfiram puede reducir el consumo de cocaína es a través de la inhibición de la enzima dopamina-β-hidroxilasa. La dopamina-β-hidroxilasa es la enzima encargada de metabolizar la dopamina a noradrenalina, por lo tanto, se produciría un aumento de dopamina. Se ha postulado que este aumento de dopamina producido por Disulfiram por un lado induciría una disminución de la avidez (*craving*), y por otro, disminuiría las sensaciones no placenteras y aversivas, como la ansiedad y la paranoia [18].

ii) *Fármacos para tratar los síntomas del síndrome de abstinencia y la avidez* (craving) *por psicoestimulantes. Uso de terapia farmacológica de reemplazo.*

ii.1) *Uso de agonistas dopaminérgicos:* estos compuestos se unen con alta afinidad a los receptores para dopamina imitando sus efectos y han sido probados para el tratamiento de la adicción a la cocaína. Los principales fármacos ensayados con este fin han sido los agonistas dopaminérgicos tipo $D_2$ que se utilizan en la enfermedad de Parkinson (bromocriptina, amantadina y pergolida) [16, 19]; sin embargo, no existe suficiente evidencia en la literatura que avale su uso en la dependencia a psicoestimulantes. Por ejemplo, se ha demostrado que la Pergolida, un agonista dopaminérgico de vida media larga y con un mejor perfil de efectos adversos que la Bromocriptina, no reduce el consumo de cocaína si se la compara con placebo, y presenta además potenciales efectos cardiovasculares adversos [16, 20]. Respecto de la Amantadina sólo se ha demostrado una limitada respuesta en el alivio de los síntomas de abstinencia severos a la cocaína en comparación con el placebo [21]. En Chile sólo se encuentran disponibles para su comercialización la bromocriptina y la amantadina.

ii.2) *Uso de agonistas dopaminérgicos indirectos:* estos compuestos no se unen directamente a los receptores dopaminérgicos, sin embargo, son compuestos dopamiméticos capaces de incrementar los niveles extracelulares de dopamina a través del aumento de su liberación desde la neurona presináptica, de reducir su recaptura por el transportador de dopamina o de inhibir su metabolismo. Los fármacos que se han ensayado para tratar a pacientes adictos a psicoestimulantes son medicamentos que se utilizan para tratar el déficit atencional y la narcolepsia (dexanfetamina y metilfenidato). Se ha hipotetizado que las terapias de reemplazo con estos fármacos (compuestos farmacéuticos seguros y producidos por normas estandarizadas de calidad) evitan los efectos dañinos de las drogas ilícitas producidas clandestinamente, en las que el riesgo asociado a los contaminantes de la droga (por ej.: solventes orgánicos e inorgánicos, entre otros) y a las vías de administración (por ej.: la administración intravenosa puede generar sobredosis e infecciones transmisibles, como el VIH-SIDA) pueden ser de alto riesgo para el usuario.

Otro punto importante de la terapia de reemplazo con agentes dopaminérgicos indirectos es alcanzar concentraciones en estado estacionario que eviten los síntomas del síndrome de abstinencia y la avidez a psicoestimulantes. Estos compuestos tienen características farmacocinéticas especiales (Tabla 12), como una vida media larga que evita en cierto modo las propiedades reforzantes y los estados de hiperestimulación producidos por las drogas que afectan al SNC.

Estudios clínicos realizados en pacientes usuarios de anfetaminas (MDMA, MDA, etc.) con dexanfetamina (60 mg por día) han mostrado resultados dispares, ya que en algunos casos se ha reducido el consumo de la droga, mientras que en otros el consumo no se ve afectado. Cabe señalar que muchos de estos estudios clínicos son preliminares y requieren un número mayor de pacientes. Respecto al uso de dexanfetamina en pacientes dependientes de cocaína, se ha demostrado una reducción en el consumo y sin los efectos adversos cardiotóxicos. Los efectos beneficiosos de la dexanfetamina se han observado con preparados farmacéuticos de liberación sostenida, ya que con los preparados convencionales no se han observado diferencias significativas en comparación con el placebo [22, 23].

**Tabla 12.** Características cinéticas de cocaína, dexanfetamina, metilfenidato y modafinilo

| CARACTERÍSTICAS CINÉTICAS | COCAÍNA | DEXANFETAMINA | METILFENIDATO | MODAFINILO |
|---|---|---|---|---|
| Vía de administración | Nasal, inhalatoria, intravenosa | Oral | Oral | Oral |
| Tiempo máximo | 3-5 minutos ■<br>8-10 segundos ● | 30-60 minutos | 60-120 minutos*<br>300-360 minutos** | 120-240 minutos |
| Metabolismo | Hepático | Hepático | De primer paso hepático | Hepático |
| Vida media (hrs) | 1 | 10 | 2-3*<br>6-7** | 15 |

*: Formas farmacéuticas convencionales ■: Vía nasal

**: Formas farmacéuticas de liberación prolongada ●: Vía inhalatoria

El metilfenidato es otro agonista dopaminérgico indirecto que ha sido investigado como posible herramienta farmacológica para tratar las dependencias a cocaína, a anfetaminas y a cocaína en pacientes con déficit atencional. Los resultados de los estudios clínicos con metilfenidato son controversiales y en algunos casos se ha observado una reducción del consumo de cocaína en pacientes con déficit atencional [24], mientras que en otros no se han encontrado diferencias estadísticamente significativas en el consumo de cocaína en comparación con el grupo placebo [25].

Otro fármaco que se ha estudiado para reducir el consumo a psicoestimulantes y los síntomas asociados al síndrome de abstinencia es el modafinilo. El mecanismo de acción del modafinilo no ha sido completamente elucidado, sin embargo, algunos estudios han demostrado que el modafinilo es un agonista de receptores α-adrenérgicos a través de los cuales es capaz de aumentar el tono glutamatérgico e inhibir el GABAérgico [26, 27]. Respecto a los efectos de este fármaco en pacientes dependientes de cocaína se observó, en un estudio clínico randomizado realizado con 62 pacientes durante ocho semanas, que la administración diaria de 400 mg de modafinilo aumenta la tasa de abstinencia en comparación con el grupo placebo [28].

iii) *Fármacos bloqueadores de los efectos reforzantes de los psicoestimulantes.* La evidencia experimental ha demostrado que las dihidropiridinas (fármacos antihipertensivos que bloquean los canales de calcio tipo L en arteriolas) pueden reducir los efectos reforzantes de los psicoestimulantes. El isradipino es una dihidropiridina que disminuye la liberación de dopamina inducida por cocaína a nivel del cuerpo estriado de ratas [29]. Estudios conductuales realizados con animales han demostrado que la preferencia de lugar inducida por cocaína y la autoadministración intravenosa de esta droga se reducen significativamente con el uso de isradipino [30, 31]. Sin embargo, desde el punto de vista clínico, los estudios con isradipino y amlodipino no son tan prometedores.

iv) *Fármacos para tratar la comorbilidad entre la adicción a psicoestimulantes y los desórdenes como depresión y psicosis.*

iv.1 *Antidepresivos:* los antidepresivos han sido estudiados como herramientas farmacológicas para tratar los síntomas del síndrome de abstinencia a psicoestimulantes en pacientes con depresión. Sin embargo, debido a los diferentes resultados obtenidos en los estudios clínicos, su uso no ha sido completamente avalado.

Los fármacos antidepresivos más estudiados son: antidepresivos tricíclicos, inhibidores selectivos de la recaptación de serotonina, inhibidores de la monoamino oxidasa e inhibidores de la recaptación de noradrenalina y dopamina, como la anfebutamona (Bupropión). Respecto a los antidepresivos tricíclicos, se han realizado estudios clínicos con imipramina y desipramina, demostrándose para este último fármaco una eficacia clínica (disminución del consumo de cocaína en pacientes con sintomatología depresiva) y una menor aparición de reacciones adversas (fundamentalmente pocos efectos anticolinérgicos). Otras reacciones adversas frecuentes con el uso de antidepresivos tricíclicos son las crisis hipotensivas producidas por el antagonismo de receptores $\alpha$-adrenérgicos y la excesiva somnolencia producida por el antagonismo histaminérgico a nivel central (Tabla 13).

La fluoxetina, un inhibidor de la recaptación de serotonina, es un fármaco que ha sido ensayado para reducir el consumo de cocaína, sin embargo, los pocos estudios clínicos que se han realizado no demostraron resultados satisfactorios. En este sentido, Grabowski y cols. (1995), demostraron, en un estudio clínico doble ciego, con 228 pacientes usuarios de cocaína, que la fluoxetina era incapaz de reducir el consumo de cocaína, ya que no hubo diferencias estadísticamente significativas en los niveles urinarios de los metabolitos de cocaína entre el grupo que recibió el fármaco versus el grupo placebo [32]. Sin embargo, desde el punto de vista experimental, la administración de fluoxetina (20 mg/Kg i.p.) a ratones C57BL/6J ha demostrado reducir la preferencia de lugar y la actividad locomotora asociada a metanfetamina versus la administración de salino [33].

**Tabla 13.** Mecanismo de acción de los antidepresivos tricíclicos, inhibidores de la recaptura de serotonina e inhibidores de la monoamino oxidasa

| **FÁRMACO** | **MECANISMO ANTIDEPRESIVO INHIBIDOR DEL TRANSPORTADOR** | | **EFECTO SOBRE OTROS RECEPTORES** | | |
|---|---|---|---|---|---|
| | Noradrenalina | Serotonina (5-HT) | Muscarínico | Histamínico ($H_1$) | Adrenérgico ($\alpha_1$) |
| Amitriptilina | +/- | ++ | ++++ | ++++ | +++ |
| Desipramina | ++++ | + | ++ | ++ | ++ |
| Imipramina | +++ | +++ | ++ | + | ++ |
| Nortriptilina | +++ | ++ | ++ | ++ | + |
| Trimipramina | ++ | ++ | ++++ | +++++ | ++++ |
| ISRS | 0 | ++++ | 0 | + | 0 |
| ISRN | ++++ | 0 | 0 | 0 | + |
| Fenelzina | ++ | ++ | + | ++ | ++ |
| Tranilcipromina | ++ | + | + | + | ++ |
| Venlafaxina | ++++ | ++++ | + | + | 0 |

++++: Alto, ++: Medio, +: bajo, +/-: Muy bajo .0

**ISRN**: Inhibidores Selectivos de la Recaptura de Noradrenalina

**ISRS**: Inhibidores Selectivos de la Recaptura de Serotonina

**Venlafaxina**: Inhibidor dual de la recaptación de Serotonina y Noradrenalina

Desde el punto de vista farmacológico, algunas de las reacciones adversas más frecuentes observadas con el uso prolongado de fluoxetina son:

- Sedación
- Efectos anticolinérgicos y cardiovasculares (menores que los observados con antidepresivos triciclicos)
- Disfunción sexual asociada a una disminución de la libido. Fundamentalmente observada en pacientes jóvenes

Respecto a los inhibidores de la monoamino oxidasa, se ha planteado que su uso concomitante con cocaína y anfetamina produce una interacción aversiva que podría reducir el consumo de ambos psicoestimulantes, sin embargo, no existen estudios controlados y el riesgo de crisis hipertensivas cuestiona su uso [16].

Otro fármaco que ha sido estudiado para reducir los síntomas de abstinencia a la cocaína es el bupropión. El bupropión o anfebutamona fue originalmente desarrollado como un fármaco antidepresivo, pero se observó que reducía el consumo de cigarrillos en pacientes adictos a la nicotina. Sin embargo, estudios clínicos controlados que utilizan Bupropión no han demostrado efectos significativos en la reducción del consumo de cocaína.

iv.2) *Antipsicóticos:* actualmente desde el punto de vista farmacológico, los antipsicóticos han sido clasificados en fármacos de primera generación (o antipsicóticos típicos) y fármacos de segunda generación (o antipsicóticos atípicos). Los antipsicóticos típicos fundamentalmente antagonizan los efectos de dopamina en todos los receptores dopaminérgicos. Por otro lado, los antipsicóticos atípicos fundamentalmente antagonizan receptores $D_2$, pero bloquean con mayor selectividad a receptores serotoninérgicos ($5\text{-}HT_2$, $5\text{-}HT_6$ y en menor grado $5\text{-}HT_7$).

Respecto a su eficacia en el tratamiento de pacientes adictos a los psicoestimulantes, el uso de los fármacos antipsicóticos se fundamenta en bloquear los efectos eufóricos y la sintomatología positiva asociada al uso de estas drogas. El flupentixol es un antipsicótico típico de la familia de los tioxantenos que ha demostrado buenos resultados en reducir el consumo de cocaína en pacientes que presentan comorbilidad con esquizofrenia. Una característica importante del flupentixol es que ha sido desarrollado por la industria en una forma farmacéutica parenteral, inyectable y de solución oleosa que permite formar un depósito en el sitio de la administración. Esto hace que adopte propiedades farmacocinéticas óptimas que permiten la adherencia al tratamiento (tiempo de vida media entre 10 y 17 días e intervalos de administración de 2 a 4 semanas) [16].

Desde el punto de vista de la fármaco-vigilancia, un efecto adverso grave que se asocia con el uso a largo plazo de antipsicóticos típicos es la aparición de efectos extrapiramidales (Tabla 14). La sintomatología clínica de los efectos extrapiramidales es:

- La distonía (contracciones musculares tónicas que aparecen durante las primeras 24 a 96 horas de iniciado el tratamiento o cuando se incrementa la dosis).
- La acatisia (inquietud, balanceo del tronco y golpeteo de los pies).
- El pseudoparkinsonismo iatrogénico (caracterizado por la aquinesia o bradiquinesia).
- La disquinesia tardía (aparición después de varios meses o años de tratamiento y que puede empeorar si se disminuyen las dosis o se suspende el tratamiento abruptamente).

Respecto al uso de antipsicóticos atípicos en pacientes adictos a los psicoestimulantes, los resultados clínicos son controversiales y no avalan su uso.

**Tabla 14.** Efectos adversos de fármacos antipsicóticos

| FÁRMACO | DOSIS (mg) EQUIVALENTE | EFECTOS SEDATIVOS | EFECTOS HIPO-TENSIVOS | EFECTOS ANTICOLI-NÉRGICOS | EFECTOS EXTRAPIRA-MIDALES |
|---|---|---|---|---|---|
| **Antipsicóticos típicos: Fenotiazinas** | | | | | |
| Clorpromazina | 100 | +++ | +++ | ++ | ++ |
| Triflupromazina | 30 | +++ | +++ | ++ | ++ |
| Tioridazina | 95 | +++ | +++ | +++ | ++ |
| Acetofenazina | 15 | + | + | + | ++ |
| Flufenazina | 2 | ++ | + | + | +++ |
| Trifluoperazina | 5 | ++ | + | + | +++ |
| **Antipsicóticos típicos: Tioxantenos** | | | | | |
| Clorprotixeno | 75 | +++ | +++ | +++ | + |
| Tiotixeno | 5 | + | + | + | +++ |
| **Antipsicóticos típicos: Butirofenonas** | | | | | |
| Droperidol | 1 | + | + | + | +++ |
| Haloperidol | 2 | + | + | + | +++ |
| **Antipsicóticos atípicos** | | | | | |
| Clozapina | 100 | +++ | +++ | +++ | - |
| Olanzapina | 10 | ++ | ++ | ++ | + |
| Risperidona | 1 | ++ | ++ | +++ | + |

+++: Alto, ++: Medio, +: bajo

## FARMACOTERAPIA DE LA ADICCIÓN A OPIOIDES

En estricto rigor se han establecido diferencias entre los términos opiáceos y opioides De tal forma que los opiáceos corresponden a aquellos agentes opioidérgicos producidos naturalmente por la planta *Papaver somniferum* (comúnmente conocida como adormidera o amapola), mientras que el término opioides ha sido acuñado para aquellos agentes opioidérgicos de naturaleza peptídica o sintética.

El opio se extrae realizando pequeños cortes superficiales a la cabeza de la flor de la amapola, de donde se exuda un látex blanco y lechoso, que al secarse se convierte en una resina pegajosa de color marrón. Esta resina contiene más de 20 alcaloides, de los cuales podemos destacar: derivados fenantrénicos con acción analgésica (morfina 10%, codeína 0,5% y tebaína 0,2%) y derivados de la bencil-isoquinoleína (papaverina 1%, que presenta actividad relajante de la musculatura lisa, y la noscapina 6%, que produce depresión del centro de la tos). Los agentes opioidérgicos se unen a receptores específicos que se ubican a nivel central y periférico. Se han clonado cuatro receptores metabotrópicos para estos compuestos y todos ellos se encuentran acoplados a una proteína G heterotrimérica con actividad inhibidora de la adenilil ciclasa.

Los receptores para opioides son:

- receptor opioide *mu:* cuyo ligando endógeno es la β-endorfina.
- receptor opioide *kappa*: cuyos ligandos endógenos son las dinorfinas (dinorfina A, dinorfina B, α-neoendorfina y β-neoendorfina).
- receptor opioide *delta*: cuyos ligandos endógenos son las met-encefalina y leu-encefalina.
- receptor $ORL_1$: cuyo ligando endógeno es la nociceptina.

Desde el punto de vista terapéutico, los agentes opioidérgicos son poderosos fármacos analgésicos que se usan en una amplia variedad de dolores agudos y crónicos, siendo actualmente clasificados por la OMS como el pilar fundamental del tercer peldaño de la escala del dolor. Sin embargo, el uso crónico de este tipo de medicamentos (con propósitos terapéuticos y no terapéuticos) o el abuso indiscriminado de compuestos sintéticos con actividad opioidérgica, como la heroína, puede llevar al desarrollo de tolerancia, dependencia fisiológica y a la adicción (Tabla 15).

En el último tiempo y desde el punto de vista clínico se han estudiado diversas estrategias farmacológicas que permiten maximizar los efectos analgésicos de los opioides y minimizar los riesgos de la dependencia, el abuso y la adicción. Estas estrategias han demostrado ser útiles en los tratamientos del dolor y en el manejo clínico de pacientes dependientes y adictos a opioides, y se han basado en la combinación de esquemas terapéuticos que permiten la coadministración de agonistas y antagonistas opioidérgicos [34].

Los opiáceos y opioides más abusados a nivel internacional (i y ii) y en nuestro país (iii y iv) son los siguientes:

*i)* *Heroína*: la heroína corresponde a un derivado diacetilado de la morfina que es altamente adictivo. Este agente opioidérgico no posee utilidad terapéutica actual, aunque a principios del siglo pasado la casa farmacéutica Bayer® la comercializó como un jarabe antitusivo. Se vende de forma ilegal en forma de polvo blanco o marrón, o como una sustancia negra pegajosa conocida en las calles como "goma" o "alquitrán negro". La heroína puede ser administrada a través de aspiración nasal, inhalación (fumada) o por vía parenteral intravenosa que se ha asociado a una alta tasa de infecciones transmisibles entre adictos (septicemia, VIH-sida).

*ii)* *Oxicodona*: la oxicodona es el metiléter de la oximorfona (3-metiloximorfona) que se sintetiza a partir de la tebaína. Farmacológicamente es un analgésico tan potente como la morfina, activo por vía oral y con un potencial altamente adictivo. Principalmente se formula en comprimidos de liberación prolongada (Oxycontin®), sin embargo, se ha descrito que adictos a este fármaco muelen los comprimidos para administrárselos por aspiración nasal o por vía intravenosa con el fin de obtener efectos placenteros en un tiempo de latencia menor. Se ha reportado que la sobredosis con oxicodona puede producir la muerte.

*iii)* *Codeína*: la codeína o metil-morfina es un alcaloide natural que se obtiene en bajo porcentaje de la resina de la amapola. Desde el punto de vista terapéutico en dosis de hasta 10 mg posee un efecto antitusivo y se utilizado para tratar crisis de tos no productiva. Por otro lado, las dosis por sobre los 60 mg de esta sustancia tienen actividad analgésica (diez veces menos potente que la morfina). Usualmente, la codeína es administrada a través de la vía oral en formas farmacéuticas líquidas (jarabes) o sólidas (comprimidos). El uso crónico de la codeína ha sido un problema de salud pública en nuestro país que afortunadamente ha ido disminuyendo, debido fundamentalmente a las restricciones de venta de los productos farmacéuticos que contienen este principio activo. La razón por la cual la codeína se utiliza como droga de abuso, se debe a que en el hígado (CYP2D6) cerca de un 10% de la codeína se metaboliza en morfina.

iv) *Morfina*: la morfina es un fármaco que se utiliza terapéuticamente como analgésico, para tratar dolores asociados a eventos cardiovasculares, como la isquemia miocárdica o para dolores asociados a tratamientos antineoplásicos. A mediados del siglo pasado fue muy utilizada en nuestro país como analgésico, lo que generó variados casos de pacientes dependientes de morfina. En la actualidad, su uso terapéutico es fundamentalmente intrahospitalario, aunque de igual manera el uso prolongado de dosis terapéuticas genera tolerancia, dependencia psíquica y física.

**Tabla 15.** Signos y síntomas más importantes de la intoxicación y del síndrome de abstinencia producidos por opioides [1]

| INTOXICACIÓN | ABSTINENCIA |
|---|---|
| Euforia | Lagrimeo |
| Disforia | Rinorrea |
| Apatía | Midriasis |
| Retardo motor | Piloerección |
| Sedación | Diaforesis |
| Trastornos del habla | Diarrea |
| Poca atención | Fiebre |
| Miosis | Insomio |

Actualmente, el tratamiento farmacoterapéutico de la adicción a opioides se basa en la utilización clásica de conceptos de farmacodinamia. Así, por ejemplo, se utilizan fármacos agonistas totales, agonistas parciales y antagonistas (Figura 23). Los agonistas totales son aquellos fármacos que al unirse a su receptor específico generan una respuesta total debido a su unión con la conformación activa del receptor. Por otro lado, los agonistas parciales son aquellos que generan una respuesta parcial menor que la observada con los agonistas totales. Esto se debe a la unión del fármaco con conformaciones activas e inactivas del receptor. Por último, los antagonistas se caracterizan por no producir efecto cuando se unen al receptor. Los antagonistas también se denominan bloqueadores, ya que son capaces de bloquear los efectos producidos por ligandos agonistas cuando se unen al receptor. Cabe señalar que el concepto de agonista inverso no se menciona en este capítulo, debido fundamentalmente a que los fármacos mencionados no corresponden a esta clasificación.

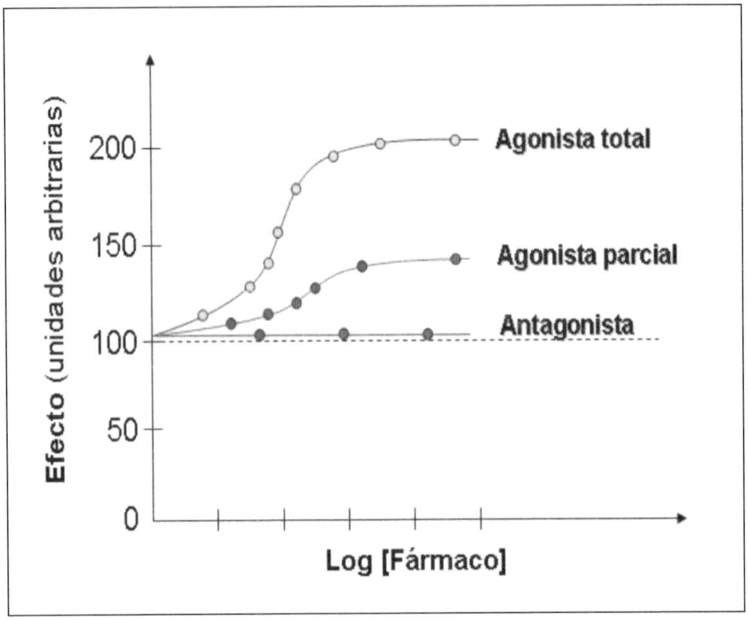


**Figura 23.** Esquema clásico de las curvas dosis-efecto para fármacos agonistas totales, agonistas parciales y antagonistas

## Agonistas totales

Algunos de los más tradicionales agentes opioidérgicos corresponden a esta clasificación, tales como la morfina, la heroína y la metadona. La metadona es un opioide sintético que se desarrolló en Alemania durante el primer tercio del siglo pasado. Este compuesto se utiliza actualmente en el tratamiento de la desintoxicación de pacientes dependientes de la heroína. La metadona presenta propiedades farmacocinéticas muy distintas a la heroína; por ejemplo, después de la administración oral, la metadona posee un mayor tiempo de latencia que la heroína, además su tiempo de vida media varía entre 24 y 36 horas, mientras que el de la heroína es mucho menor (dos a tres horas). Estas diferencias hacen que la administración de la heroína en pacientes adictos sea dos a cuatro veces al día, mientras que con la metadona es necesaria sólo una dosis diaria [3]. Se ha documentado en diversos ensayos clínicos que las dosis óptimas para el tratamiento de abstinencia a la heroína con metadona son de 20 a 80 mg por día. Cabe señalar que la metadona tiene un potencial adictivo similar a la heroína, por lo tanto su prescripción y dispensación es controlada y reservada sólo para los pacientes dependientes de opioides. Una de las desventajas clínicas más importantes para la metadona es que no bloquea los efectos reforzantes del alcohol o la cocaína.

Las reacciones adversas más frecuentes que han sido observadas con el uso prolongado de metadona son: constipación, mareos, somnolencia, desmayos, debilidad generalizada, hipotensión, náuseas y vómitos.

Un nuevo fármaco que se utiliza para la dependencia a la heroína es el L-acetilmetadol ó levometadil acetato, cuya sigla en inglés es LAAM. Este fármaco es un agonista opioide *mu* total que ha demostrado reducir la dependencia a la heroína. Las propiedades farmacocinéticas del LAAM (larga duración de efecto) permiten que sea administrado cada dos o tres días en comparación con la administración diaria de metadona. El LAAM no está disponible en Europa y sólo ha sido autorizado su uso por la agencia norteamericana de medicamentos (FDA) a nivel intrahospitalario, ya que se ha establecido una reacción adversa potencialmente fatal que se asocia con la aparición de arritmias cardíacas y con una prolongación del intervalo QT [3].

## Agonistas parciales

La buprenorfina es un fármaco agonista parcial de los receptores opioides *mu*, con propiedades antagonistas de los receptores opioides *kappa*. Este fármaco fue desarrollado por la industria farmacéutica como un analgésico central, sin embargo, a partir de 2001 ha comenzado a utilizarse como herramienta farmacológica para el tratamiento de la adicción a los opioides. La vida media plasmática de la buprenorfina es de 37 horas y al igual que la metadona puede ser administrada en una dosis diaria. La buprenorfina mantiene la eficacia observada con metadona, aunque su perfil de seguridad es mayor, ya que se ha documentado que las muertes producidas por sobredosis de buprenorfina, asi como los eventos de depresión respiratoria, son menores a los observados con metadona.

Estudios clínicos controlados y desarrollados durante las fases de mantención de la abstinencia a los opioides y de desintoxicación de pacientes adictos a opioides muestran que 16 mg diarios de buprenorfina son igual o más efectivos que altas (60 mg/día) o bajas (20 mg/día) dosis de metadona, respectivamente, respecto de reducir el uso ilegal de los opioides, así como en promover el apego de los pacientes a los programas de desintoxificación y abstinencia.

Las reacciones adversas más frecuentes, descritas con el uso de buprenorfina, son: dolor abdominal, dolor de espalda, constipación, dolor de cabeza, insomnio, náuseas, hiperhidrosis, cuadros depresivos y ansiosos.

## Antagonistas opioidérgicos

Desde el punto de vista terapéutico, la industria farmacéutica internacional ha desarrollado compuestos farmacológicamente activos que son capaces de bloquear las acciones de la heroína y la morfina sobre los receptores opioides *mu*. Los fármacos como la naloxona, la naltrexona y el nalmefene (Tabla 16) han sido efectivos en revertir o bloquear los efectos agudos de la heroína, sin embargo, su utilidad en prevenir el uso de opioides durante períodos de abstinencia es limitada. La adherencia terapéutica con el uso de estos fármacos es menor que con los fármacos agonistas totales o parciales, debido fundamentalmente a la falta de efectos reforzantes o placenteros, los que han demostrado permitir una buena adherencia farmacológica.

**Tabla 16.** Propiedades farmacocinéticas de naloxona, naltrexona y nalmefene

| CARACTERÍSTICAS | NALOXONA | NALTREXONA | NALMEFENE |
|---|---|---|---|
| Biodisponibilidad (%) | --- | 5 – 40 ** | --- |
| UPP (%) | 2 | 21 - 28 | 45 |
| Metabolismo | Hepático | Hepático | Hepático |
| $T_{1/2}$ (horas) | 1 – 1,5 | 4 | 10 |
| Excreción | Renal | Renal | Renal |

**UPP**: Unión a proteínas plasmáticas **: para comprimidos

La naloxona es muy poco eficaz por vía oral y su principal uso se remite a tratar las sobredosis agudas producidas por los opioides, ya que revierte completamente la depresión respiratoria causada en un cuadro de intoxicación. Respecto a la naltrexona, se ha observado que implantes subcutáneos que permiten la liberación del fármaco a largo plazo, con una duración de efecto que puede llegar a durar meses, han demostrado una importante reducción en la muerte por sobredosis de opioides, con una baja tasa de aparición de efectos adversos.

## Coadministración de agonistas y antagonistas

Como se mencionó anteriormente, el uso de antagonistas opioidérgicos por sí solos no ha demostrado ser una buena herramienta terapéutica para prolongar los periodos de abstinencia en pacientes adictos a los opioides. Sin embargo, se han ensayado diversos esquemas terapéuticos que han demostrado una buena efectividad, los que se basan fundamentalmente en el tratamiento conjunto con agonistas y antagonistas opioidérgicos. Un ejemplo de esta asociación farmacológica se encuentra en el medicamento Subuxone®, que está compuesto de una mezcla en proporción fija de 4:1 de buprenorfina:naloxona. Esta asociación ha demostrado ser efectiva en la estabilización de los individuos dependientes a opioides, ya que genera concentraciones plasmáticas de estado en equilibrio que favorecen un efecto agonista opioidérgico a largo plazo, lo que reduce la administración de opioides ilegales en los pacientes. Si por algún caso los pacientes recaen en el consumo de la heroína u otro opioide que se comporte como un agonista total, la naloxona precipitará un síndrome de abstinencia que generará un condicionamiento aversivo al uso de los opioides [34]. Otras asociaciones de fármacos agonistas y antagonistas que se están usando en clínica son metadona: naloxona (5:1), pentazocina:naloxona (100:1) y tilidina:naloxona (10:1).

## Otros fármacos utilizados en el tratamiento de la adicción a opioides

Uno de los fármacos que ha demostrado ser eficaz y seguro para el tratamiento de la desintoxicación rápida a opioides es la clonidina. Desde el punto de vista farmacológico, la clonidina es un agonista de los receptores $\alpha_2$-adrenérgico utilizado en la clínica como agente antihipertensivo. Clínicamente, se ha observado que la clonidina es útil en la transición de tratamientos entre la dependencia a los opioides y la administración de un antagonista opioidérgico como la naltrexona. En este sentido, la clonidina ha demostrado reducir los síntomas del síndrome de abstinencia que se asocian a estados hiperadrenérgicos (hipertensión arterial, taquicardia, temblores, sudoraciones y ansiedad); sin embargo, síntomas como delirium y convulsiones requieren de un tratamiento conjunto con benzodiazepinas.

Otro importante punto a considerar respecto de la clonidina, es que su uso ha sido especialmente satisfactorio cuando la desintoxicación con metadona ha resultado insatisfactoria, inapropiada o imposible. Algunas de las reacciones adversas más comúnmente observadas en el tratamiento de clonidina son: constipación, mareos, somnolencia, fatiga, debilidad generalizada, xerostomia, disfunción sexual e hipotensión ortostática. En Chile está disponible como Catapresan®

## FARMACOTERAPIA DE LA ADICCIÓN A LA MARIHUANA

Como se mencionó en el capítulo anterior, la marihuana es el nombre común con que se conoce a la planta de cáñamo (*Cannabis sativa*) y que tiene un alto contenido del cannabinoide psicoactivo $\Delta_9$-Tetrahidrocannabinol (THC). Cabe señalar que el término genérico de cannabinoide se refiere a los compuestos químicos capaces de activar a los receptores para cannabinoides en el humano.

En la actualidad, como antes se dijo, se han identificados dos tipos de receptores para cannabinoides: los $CB_1$ (localizados principalmente en el SNC) y los $CB_2$ (localizados principalmente en tejidos periféricos). Ambos tipos de receptores son clasificados como receptores metabotrópicos acoplados a una proteína G heterotrimérica inhibidora de la adenilil ciclasa.

Algunas de las propiedades cinéticas que se han descrito para la marihuana son:

- La absorción del THC es mayoritariamente a través de la vía inhalatoria, reflejando una biodisponibilidad pulmonar de un 50% versus un 4-12% de biodisponibilidad por vía oral.
- 10 mg de THC son equivalentes a un cigarrillo de marihuana; su tiempo de latencia es de 15 a 30 minutos con una duración del efecto de 2,5 horas.

- El THC presenta propiedades lipofílicas que permiten su distribución en el cerebro, los órganos reproductores y el tejido adiposo.
- El THC se metaboliza a nivel hepático y origina algunos metabolitos activos. Su excreción se realiza a través de vía renal y biliar, pudiéndose detectar en sangre y orina después de semanas del último consumo.

**Tabla 17.** Efectos psicotóxicos y físicos de la marihuana

| PSICOTÓXICOS | FÍSICOS |
| --- | --- |
| Ansiedad | Taquicardia |
| Depresión | Hipertensión |
| Alucinaciones | Enrojecimiento de la conjuntiva |
| Pánico | Sequedad de piel y mucosas |
| Ideación paranoide | ↑ Apetito |
| Despersonalización | ↓ Presión intraocular |
| Psicosis | ↓ $[\text{Testosterona}]_{\text{plasmática}}$ |
| ↓ Atención | ↓ Espermatogénesis |
| | ↓ [LH] y anovulación |
| | ↓ Coordinación motora |

La farmacoterapia de la adicción a cannabinoides tiene por objetivo principal el tratar los síntomas del síndrome de abstinencia y las comorbilidades que presentan los pacientes adictos que se encuentran en programas de desintoxicación. A continuación se repasan los tratamientos farmacológicos descritos en la literatura.

## Tratamiento de los síntomas cardiovasculares

La aparición de los síntomas cardiovasculares descritos en la Tabla 17 requiere de un tratamiento farmacológico que impida que esta sintomatología pudiera hacer recaer al paciente en el consumo de marihuana. Para estos síntomas se utilizan fármacos antihipertensivos, como antagonistas de los receptores β-adrenérgicos (propranolol, atenolol) y bloqueadores de canales de calcio.

## Tratamiento de los síntomas psicotóxicos

El tratamiento de los síntomas psicotóxicos descritos anteriormente se basa en la utilización de fármacos coadyuvantes que disminuyen la tasa de recaídas al consumo de drogas. El uso de antidepresivos y antipsicóticos ha sido descrito anteriormente, por lo tanto a continuación se analizará con detalle las características de los fármacos ansiolíticos.

Las benzodiazepinas son fármacos que actúan a nivel del SNC y que presentan cuatro propiedades terapéuticas: ansiolíticos, hipnóticos, relajantes musculares y anticonvulsivantes. Estas propiedades no son excluyentes una respecto de la otra, sin embargo, se han podido establecer benzodiazepinas con perfiles de acción específicos (por ej.: el Clonazepam ha demostrado propiedades ansiolíticas y anticonvulsivantes a dosis de 0,5 a 1 mg por día; n obstante, a dosis mayores de 2 mg las propiedades hipnóticas son evidentes).

Respecto a la terapéutica de la adicción, las benzodiazepinas son fundamentalmente fármacos coadyuvantes de los tratamientos de desintoxicación de opioides, de psicoestimulantes, de alcohol y de canabinoides, debido principalmente a su actividad ansiolítica, ya que ayudan a evitar las recaídas en el consumo de la droga.

## Mecanismo de acción de las benzodiazepinas

El GABA es un neurotransmisor aminoacídico inhibitorio que se une a su receptor ionotrópico $GABA_A$. Las benzodiazepinas se unen a un sitio vecino al receptor $GABA_A$, lo que favorece una mayor unión del GABA a su receptor, la apertura del canal iónico y un aumento de flujo hacia el intracelular del ión cloruro. Este último efecto produce una hiperpolarización de la membrana de la neurona, dificultando la despolarización y reduciendo su excitabilidad.

## Clasificación de las benzodiazepinas

De manera general, las benzodiazepinas han sido clasificadas en ansiolíticas e hipnóticas. Ambas clasificaciones a su vez se subdividen en rangos de tiempos de vida media; así, por ejemplo, las benzodiazepinas ansiolíticas de $T_{1/2}$ menor a cinco horas tendrán menor tiempo de latencia y alcanzarán concentraciones en estado estacionario más rápidas que las benzodiazepinas de vida media larga (Tabla 18).

**Tabla 18.** Clasificación de las benzodiazepinas

| BENZODIAZEPINAS ANSIOLÍTICAS | BENZODIAZEPINAS HIPNÓTICAS |
|---|---|
| **Acción larga ($T_{1/2}$ > 24 horas)** | **Acción larga ($T_{1/2}$ > 24 horas)** |
| Clordiazépoxido | Nitrazepam |
| Diazepam | Acción intermedia ($T_{1/2}$ = 5 a 24 horas) |
| Clobazam | Flunitrazepam |
| Ketazolam | Acción corta ($T_{1/2}$ = 3 a 5 horas) |
| Clorazepato dipotásico | Brotizolam |
| Bromazepam | Triazolam |
| Acción intermedia ($T_{1/2}$ = 5 a 24 horas) | Acción ultracorta ($T_{1/2}$ = 1,5 a 2,5 horas) |
| Alprazolam | Midazolam |
| Clonazepam | |
| Acción corta ($T_{1/2}$ = 3 a 5 horas) | |
| Lorazepam | |
| Oxazepam | |

*i)* *Reacciones adversas*: algunas de las reacciones adversas más comunes son somnolencia y confusión. A dosis altas se puede apreciar ataxia e incoordinación motora (imposibilidad de conducción de vehículos motorizados).

Con las benzodiazepinas principalmente hipnóticas se pueden presentar amnesia anterógrada.

*ii)* *Precauciones*: la mayoría de las benzodiazepinas tienen metabolismo hepático y producen metabolitos activos, por lo tanto, en cuadros de insuficiencia hepática se puede prolongar la vida media y la duración del efecto terapéutico. El uso concomitante de benzodiazepinas y depresores del SNC, como el alcohol y otros fármacos hipnóticos (barbitúricos), puede potenciar el efecto de las benzodiazepinas.

*iii)* *Dependencia farmacológica*: el uso prolongado de las benzodiazepinas puede generar una tolerancia y dependencia secundaria a la droga de base, que se caracteriza por la aparición de síntomas físicos y psicológicos (en especial cuando se utilizan dosis altas). En este mismo sentido, la retirada abrupta de las benzodiazepinas puede generar un síndrome de abstinencia.

## BIBLIOGRAFÍA

1. Wells BG, DiPiro JT, Schwinghammer TL, Hamilton CW. Substance-Related Disorders. In: The McGraw-Hill Companies I, ed. Pharmacotherapy Handbook, Sixth Edition edn, 2006: 751-64.

2. O'Brien CP, Eckardt MJ, Linnoila VMI. Pharmacotherapy of Alcoholism. In: Raven Press L, ed. Psychopharmacology: The Fourth Generation of Progress, 1995: 1745-55.

3. Nutt D, Lingford-Hughes A. Addiction: the clinical interface. Br J Pharmacol 2008; 154(2):397-405.

4. O'Brien CP. Review. Evidence-based treatments of addiction. Philos Trans R Soc Lond B Biol Sci 2008;363(1507):3277-86.

5. Fuller RK, Branchey L, Brightwell DR, et al. Disulfiram treatment of alcoholism. A Veterans Administration cooperative study. Jama 1986; 256(11):1449-55.

6. Childress AR, McLellan AT, O'Brien CP. Behavioral therapies for substance abuse. Int J Addict 1985; 20(6-7):947-69.

7. Sotomayor R, Forray MI, Gysling K. Acute morphine administration increases extracellular DA levels in the rat lateral septum by decreasing the GABAergic inhibitory tone in the ventral tegmental area. J Neurosci Res 2005; 81(1):132-9.

8. Gonzales RA, Weiss F. Suppression of ethanol-reinforced behavior by naltrexone is associated with attenuation of the ethanol-induced increase in dialysate dopamine levels in the nucleus accumbens. J Neurosci 1998; 18(24):10663-71.

9. Anton RF. Naltrexone for the management of alcohol dependence. N Engl J Med 2008; 359(7):715-21.

10. Anton RF, O'Malley SS, Ciraulo DA, et al. Combined pharmacotherapies and behavioral interventions for alcohol dependence: the COMBINE study: a randomized controlled trial. Jama 2006; 295(17):2003-17.

11. Walker BM, Koob GF. Pharmacological evidence for a motivational role of kappa-opioid systems in ethanol dependence. Neuropsychopharmacology 2008; 33(3):643-52.

12. Spanagel R, Pendyala G, Abarca C, et al. The clock gene Per2 influences the glutamatergic system and modulates alcohol consumption. Nat Med 2005; 11(1):35-42.

13. Vengeliene V, Bachteler D, Danysz W, Spanagel R. The role of the NMDA receptor in alcohol relapse: a pharmacological mapping study using the alcohol deprivation effect. Neuropharmacology 2005; 48(6):822-9.

14. Spanagel R, Kiefer F. Drugs for relapse prevention of alcoholism: ten years of progress. Trends Pharmacol Sci 2008; 29(3):109-15.

15. Ritz MC, Lamb RJ, Goldberg SR, Kuhar MJ. Cocaine receptors on dopamine transporters are related to self-administration of cocaine. Science 1987; 237(4819):1219-23.

16. Shearer J, Gowing LR. Pharmacotherapies for problematic psychostimulant use: a review of current research. Drug Alcohol Rev 2004; 23(2):203-11.

17. Carroll KM, Fenton LR, Ball SA, Nich C, Frankforter TL, Shi J, Rounsaville BJ. Efficacy of disulfiram and cognitive behavior therapy in cocaine-dependent outpatients: a randomized placebo-controlled trial. Arch Gen Psychiatry 2004; 61(3):264-72.

18. Petrakis IL, Carroll KM, Nich C, Gordon LT, McCance-Katz EF, Frankforter T, Rounsaville BJ. Disulfiram treatment for cocaine dependence in methadone-maintained opioid addicts. Addiction 2000; 95(2):219-28.

19. Shearer J. The principles of agonist pharmacotherapy for psychostimulant dependence. Drug Alcohol Rev 2008; 27(3):301-8.

20. Malcolm R, Herron J, Sutherland SE, Brady KT. Adverse outcomes in a controlled trial of pergolide for cocaine dependence. J Addict Dis 2001; 20(1):81-92.

21. Kampman KM, Dackis C, Lynch KG, et al. A double-blind, placebo-controlled trial of amantadine, propranolol, and their combination for the treatment of cocaine dependence in patients with severe cocaine withdrawal symptoms. Drug Alcohol Depend 2006; 85(2):129-37.

22. Grabowski J, Rhoades H, Schmitz J, Stotts A, Daruzska LA, Creson D, Moeller FG. Dextroamphetamine for cocaine-dependence treatment: a double-blind randomized clinical trial. J Clin Psychopharmacol 2001; 21(5):522-6.

23. Shearer J, Wodak A, van Beek I, Mattick RP, Lewis J. Pilot randomized double blind placebo-controlled study of dexamphetamine for cocaine dependence. Addiction 2003; 98(8):1137-41.

24. Khantzian EJ, Gawin F, Kleber HD, Riordan CE. Methylphenidate (Ritalin) treatment of cocaine dependence-a preliminary report. J Subst Abuse Treat 1984; 1(2):107-12.

25. Grabowski J, Roache JD, Schmitz JM, Rhoades H, Creson D, Korszun A. Replacement medication for cocaine dependence: methylphenidate. J Clin Psychopharmacol 1997; 17(6):485-8.

26. Ferraro L, Antonelli T, Tanganelli S, O'Connor WT, Perez de la Mora M, Mendez-Franco J, Rambert FA, Fuxe K. The vigilance pro-

moting drug modafinil increases extracellular glutamate levels in the medial preoptic area and the posterior hypothalamus of the conscious rat: prevention by local GABAA receptor blockade. Neuropsychopharmacology 1999; 20(4):346-56.

27. Saletu B, Frey R, Krupka M, Anderer P, Grunberger J, Barbanoj MJ. Differential effects of a new central adrenergic agonist--modafinil--and D-amphetamine on sleep and early morning behaviour in young healthy volunteers. Int J Clin Pharmacol Res 1989; 9(3):183-95.

28. Dackis CA, Kampman KM, Lynch KG, Pettinati HM, O'Brien CP. A double-blind, placebo-controlled trial of modafinil for cocaine dependence. Neuropsychopharmacology 2005; 30(1):205-11.

29. Pani L, Kuzmin A, Diana M, De Montis G, Gessa GL, Rossetti ZL. Calcium receptor antagonists modify cocaine effects in the central nervous system differently. Eur J Pharmacol 1990; 190(1-2):217-21.

30. Calcagnetti DJ, Keck BJ, Quatrella LA, Schechter MD. Blockade of cocaine-induced conditioned place preference: relevance to cocaine abuse therapeutics. Life Sci 1995; 56(7):475-83.

31. Martellotta MC, Kuzmin A, Muglia P, Gessa GL, Fratta W. Effects of the calcium antagonist isradipine on cocaine intravenous self-administration in rats. Psychopharmacology (Berl) 1994; 113(3-4):378-80.

32. Grabowski J, Rhoades H, Elk R, Schmitz J, Davis C, Creson D, Kirby K. Fluoxetine is ineffective for treatment of cocaine dependence or concurrent opiate and cocaine dependence: two placebo-controlled double-blind trials. J Clin Psychopharmacol 1995; 15(3):163-74.

33. Takamatsu Y, Yamamoto H, Ogai Y, Hagino Y, Markou A, Ikeda K. Fluoxetine as a potential pharmacotherapy for methamphetamine dependence: studies in mice. Ann N Y Acad Sci 2006; 1074:295-302.

34. Leri F. Co-administration of opioid agonists and antagonists in addiction and pain medicine. Expert Opin Pharmacother 2008; 9(8):1387-96.

CAPÍTULO 12

# Tratamiento de la adicción, aspectos clínicos

## (Una mirada desde la clínica)

**Claudio Valeria**

El abuso y la dependencia de drogas es uno de los principales problemas de salud pública a nivel mundial. Sin embargo, los procedimientos terapéuticos que han demostrado ser beneficiosos para su tratamiento son limitados.

Las características de los pacientes, su estigmatización, las barreras legales y los costos de las distintas terapias limitan el acceso y restringen la adopción de nuevos tratamientos para enfrentar el abuso y la dependencia a drogas.

En este capítulo revisaremos distintos abordajes farmacoterapéuticos para tratar el abuso y la dependencia a las distintas drogas

## MANEJO CLÍNICO DEL ABUSO Y DEPENDENCIA DE ALCOHOL

El consumo tanto de alcohol como de otras drogas genera altas tasas de letalidad y problemas ligados al consumo de distinto orden (biológico, psíquico y/o social).

### *i) Manejo de la intoxicación por alcohol*

En los pacientes con dependencia a alcohol y a otros depresores del sistema nervioso central es muy importante manejar los cuadros de intoxicaciones, ya que el síndrome de abstinencia que estos producen pueden ser potencialmente fatal. La importancia de tratar adecuadamente el síndrome de abstinencia radica en que tras repetidos eventos de abstinencia, se va produciendo una sensibilización que incrementa la severidad de este cuadro.

*ii) Manejo del síndrome de abstinencia a alcohol*

La mayoría de los síndromes de abstinencia son leves, no requieren medicación psicotrópica y la desintoxicación se realiza de manera ambulatoria. Inicialmente, se debe realizar una evaluación médico-psiquiátrica completa del paciente, que incluya una anamnesis referida al historial de consumo (frecuencia y magnitud del consumo en el presente y el el pasado) y al historial de síndromes de abstinencia, incluyendo su severidad, la duración, la progresión temporal y el manejo terapéutico requerido. Otro punto a evaluar en el paciente es la presencia de comorbilidad adictiva, en especial a otros sedantes que pudieran estar enmascarando la sintomatología de la abstinencia a alcohol. Las comorbilidades psiquiátricas y médicas, deben ser analizadas, ya que pueden definir el tipo del manejo clínico del paciente, como su internación o medidas de tipo ambulatorias. Finalmente, la historia psiquiátrica del paciente debe ser complementada con un examen físico y con un estudio de laboratorio e imágenes según el tipo de complicación que se sospeche.

Criterios de la American Psychiatric Association (APA) para la hospitalización de pacientes en desintoxicación de alcohol [1]:

| **CRITERIOS APA** |
|---|
| - Antecedentes previos de *Delirium Tremens* |
| - Antecedentes documentados de consumo muy intenso de alcohol |
| - Muy elevada tolerancia al alcohol |
| - Abuso de otras drogas |
| - Comorbilidad psiquiátrica |
| - Comorbilidad médica grave |
| - Pacientes que no colaboran en forma repetida |
| - Pacientes que no responden a programas de desintoxicación ambulatoria |

Tras la evaluación inicial del paciente es primordial realizar un correcto manejo de su estado general, ya que minimiza la aparición de secuelas potencialmente graves (frecuentemente esta indicación es olvidada o realizada de forma insuficiente). En pacientes con un síndrome de abstinencia severo se recomienda realizar un adecuado manejo de enfermería, el cual debe consistir en la reducción o minimización de los estímulos sensoriales, la orientación y entregar tranquilidad a los pacientes con cuadros confusionales.

*iii) Hidratación*

La hidratación, es una de las acciones básicas en el manejo del cuadro de abstinencia aguda, realizándose en general por vía oral en los pacientes con deshidratación leve a moderada y con un adecuado nivel de conciencia. En los pacientes con compromiso de conciencia o que presenten deshidratación severa, evidencias de sangrado, diarrea o vómitos, deben recibir la hidratación a través de la vía parenteral. La hidratación se realiza habitualmente con solución glucosalina, enriquecida en vitaminas y minerales. Es importante destacar que previo a la infusión de soluciones de hidratación que contengan glucosa, se deben administrar 100 mg de vitamina $B_1$ (tiamina) por vía endovenosa.

*iv) Vitaminoterapia*

Este punto es fundamental para restablecer los bajos niveles plasmáticos de vitaminas que se producen en el paciente alcohólico. La vitaminoterapia es útil también en la profilaxis de las secuelas neurológicas de la encefalopatía de Wernicke y del síndrome de Korsakoff (ambas como consecuencia de una deficiencia de tiamina). La vitamina $B_1$ es un cofactor del metabolismo intermedio de los hidratos de carbono. Por lo tanto, su deficiencia provoca acumulación de ácido láctico y altera la disponibilidad de oxígeno, en especial hacia el tronco cerebral del paciente [2].

## Descripción clínica de las encefalopatías asociadas al abuso de alcohol

La encefalopatía de Wernicke (probablemente la etapa aguda y subaguda del síndrome de Wernicke-Korsakoff) puede ser precipitada entre otras circunstancias por una sobrecarga de carbohidratos, como las que se presentan en la rehidratación con soluciones glucosadas sin una preparación previa con vitamina $B_1$ endovenosa. El cuadro clásico de la encefalopatía de Wernicke incluye: a) compromiso de conciencia (desde síntomas leves, como alteraciones de la atención y desorientación, hasta compromisos mayores como confusión y delirium, con agitación y alteraciones de la percepción como alucinaciones); b) oftalmoplejia (parálisis oculomotoras, siendo la más frecuente la parálisis bilateral del VI par); c) nistagmus (horizontales y verticales); d) ataxia (principalmente de tronco y de la marcha) y e) alteraciones cardiovasculares. Cabe señalar que algunas alteraciones observadas en la encefalopatía de Wernicke, como la oftalmoplejia, pueden ser superadas muy rápidamente. Sin embargo, otras alteraciones como el compromiso de conciencia son menos predecibles. Por otra parte, la recuperación de las alteraciones amnésicas del síndrome de Korsakoff es escasa, por lo que el mejor tratamiento es la prevención del cuadro. El síndrome de Wernicke-Korsakoff (demencia o psicosis de Korsakoff) corresponde a la etapa crónica de la encefalopatía de Wernicke, que se caracteriza principalmente por un trastorno cognitivo, cuya principal manifestación es la amnesia asociada a otras alteraciones cognitivas de menor grado.

## Tratamiento farmacoterapéutico de las encefalopatías y la abstinencia de alcohol

### *Vitamina $B_1$*

Si bien existe información abundante respecto a los beneficios del tratamiento profilactico de las secuelas neurológicas provocadas por la deficiencia de vitamina $B_1$, no existe evidencia detallada de las dosis requeridas para realizar en forma eficiente dicha prevención. Habitualmente, se recomiendan dosis de al menos 100 mg/día de vitamina $B_1$ por vía endovenosa durante tres a cuatro días. Por otro lado, para la la duración del tratamiento de mantención, se recomiendan 30 a 100 mg/día de vitamina $B_1$ por vía oral durante uno a dos meses [3, 4].

*Otras vitaminas y electrolitos*

Existen reportes reiterados del hallazgo de bajos niveles plasmáticos de magnesio en pacientes alcohólicos con síndromes de abstinencia severos [3]. En estos casos se sugiere la administración de 4 g de sulfato de magnesio para reducir la actividad neuromuscular en pacientes con demostrada hipomagnesemia y con función renal conservada [4]. Sin embargo, no existen estudios controlados al respecto que avalen su indicación [3].

Debido al cuadro carencial habitualmente encontrado en estos pacientes, se suele sugerir el uso de polivitamínicos que incluyan el complejo B. Además, el frecuente hallazgo de anemia de tipo macrocítica en pacientes con dependencia del alcohol hace recomendable la administración de un suplemento de ácido fólico asociado a la vitamina $B_{12}$ (cianocobalamina). Aunque ambas medidas no tienen estudios que avalen su indicación, así como tampoco las dosis requeridas y su prolongación, constituyen una recomendación ampliamente difundida,

*Benzodiazepinas*

Son consideradas actualmente los agentes de primera línea para el manejo del síndrome de abstinencia a alcohol [5, 6]. Presentan una mayor efectividad y menores efectos colaterales al compararlas en estudios clínicos con placebo o con fármacos alternativos.

Si bien no existen estudios que determinen diferencias significativas de eficacia entre las distintas benzodiazepinas, consideraciones de tipo farmacocinético pueden hacer optar por una u otra (ver capítulo anterior, en la sección de benzodiazepinas hipnóticas y ansiolíticas). En general, se utilizan las benzodiazepinas de vida media larga (por ejemplo, el diazepam) para prevenir el riesgo de convulsiones y de *delirium tremens*. Las benzodiazepinas de vida media corta o sin metabolitos activos serán de elección en caso de ancianos o pacientes en que la sedación excesiva debe evitarse. Por otro lado, en pacientes con un importante deterioro en la función hepática deberán elegirse benzodiazepinas sin metabolitos activos o realizar un ajuste de dosis [5].

Otro criterio práctico para el clínico en la elección de benzodiacepinas es la posibilidad de disponer de benzodiazepinas en distintas formas farmacéuticas.

Por ejemplo, el lorazepam está disponible en formas farmacéuticas en comprimidos convencionales o sublinguales, y en formas farmacéuticas líquidas para administración parenteral. Desde el punto de vista clínico, los esquemas de dosificación más recomendados consisten en la administración de 10 a 20 mg de diazepam cada hora hasta obtener la remisión de los síntomas [4, 6]. Por otro lado, la dosis diaria de diazepam puede ser dividida en intervalos de seis horas, los que reducen las fluctuaciones de las concentraciones máximas o mínimas en el estado de equilibrio. Una vez que los síntomas han remitido, se comienza con un programa de reducción de dosis (20 a 25% de la dosis inicial por cada día), que se estabiliza en un mínimo diario al final del tratamiento, sin variar las dosis nocturnas del fármaco [4]. Cabe señalar que el *delirium tremens* es uno de los cuadros más severos dentro del síndrome de abstinencia a alcohol. En algunos estudios clínicos de tratamiento de abstinencia a alcohol se han encontrado una incidencia de *delirium tremens* del 5% en pacientes hospitalizados y a los cuales se les administró placebo.

De la "Guía práctica basada en evidencias para el manejo del síndrome de abstinencia a alcohol" [3] se pueden seguir los siguientes tratamientos descritos a continuación.

### *Uso de benzodiazepinas y otros agentes sedantes-hipnóticos*

En un meta-análisis en el que se compararon el uso de agentes sedantes e hipnóticos y antipsicóticos en el manejo del *delirium tremens*, se encontró que los agentes sedativos son más efectivos que los antipsicóticos para reducir la letalidad y duración del *delirium tremens*, con una menor incidencia de efectos adversos. Cabe señalar que no se observaron diferencias estadísticamente significativas entre los distintos sedantes utilizados. Desde el punto de vista clínico, la evidencia sugiere utilizar benzodiazepinas de inicio de acción rápida (p. ej., diazepam oral o endovenoso) en el control de síntomas como la agitación, mientras que benzodiazepinas de acción larga ($T_{1/2}$ > 24 hrs) son de mayor utilidad para evitar las fluctuaciones de los síntomas (Ej. diazepam). Por otro lado, las benzodiazepinas de acción corta, como el lorazepam, son de menor riesgo en pacientes de edad avanzada, con daño hepático sustancial u otras enfermedades médicas de consideración.

El uso de antipsicóticos clásicos o de primera generación no son recomendados en el manejo del *delirium tremens*, debido a que presentan altas tasas de letalidad y mayor duración del *delirium*, entre otras complicaciones. Desde el punto de vista clínico, el uso en conjunto de antipsicóticos con benzodiazepinas para tratar la agitación, las alteraciones del pensamiento y de la percepción, no tienen evidencia clínica suficiente que avale su uso. Otra asociación farmacológica utilizada, es el uso de betabloqueadores adrenérgicos con benzodiazepinas, específicamente en pacientes con taquicardia e hipertensión persistentes. Sin embargo, esta recomendación no debe ser de rutina, ya que algunos betabloqueadores, como por ejemplo el propranolol, podrían empeorar el *delirium*.

*Manejo clínico de la dependencia a alcohol*

a) *El disulfiram*: uno de los fármacos más utilizados en el manejo de la dependencia a alcohol es el disulfiram. Como vimos en el capitulo anterior, el disulfiram produce una acumulación plasmática de acetaldehído, cuando el paciente consume alcohol. Esta acumulación provoca síntomas aversivos, como hipotensión, rubor, náuseas, vómitos copiosos, cefaleas, dificultades respiratorias, sudoración, sed, dolor torácico, palpitaciones, hiperventilación, taquicardia, síncope, vértigo, visión borrosa y confusión. En reacciones aversivas severas, el disulfiram puede provocar incluso depresión respiratoria, colapso cardiovascular, arritmias, infarto al miocardio, falla cardiaca congestiva, pérdida de conciencia, convulsiones y la muerte. La duración de estos síntomas aversivos inducidos por disulfiram pueden prolongarse desde los 30 hasta los 60 minutos, e incluso en algunos casos hasta varias horas [7].

   De acuerdo a Kiefer y Mann [8] existen muchos estudios con disulfiram, pero pocos son controlados o de alta calidad. Las dosis habitualmente utilizadas en clínica de disulfiram son de 250 a 500 mg/día vía oral, y debe ser indicado al menos tras 12 horas de abstinencia de alcohol.

   El disulfiram se indica principalmente en pacientes con consumo problemático y crónico de alcohol, que desean estar en un estado de sobriedad forzada. El uso como terapia única no es efectiva para modificar los patrones de consumo [7], por lo tanto, su uso debe ser supervisado y asociado a psicoterapia [9].

Clinicamente, los resultados con disulfiram son contradictorios, ya que si bien reduciría los días de consumo, tiene a menudo efectos adversos respecto al tiempo de abstinencia y a la magnitud del consumo. Para muchos médicos y pacientes, este método aversivo nunca será efectivo en disuadir el deseo de beber alcohol [7].

El disulfiram está contraindicado en pacientes que reciben metronidazol o compuesto que contenga alcohol y también está contraindicado en la enfermedad cardiaca severa o cardiopatía coronaria y la psicosis. También debe ser utilizado con gran precaución en algunas patologías específicas, como la diabetes mellitus, el hipotiroidismo, la epilepsia, el daño cerebral, la nefritis, la cirrosis e insuficiencia hepática [7]. Se debe señalar, que por temor a la hepatotoxicidad y a la reacción alcohol-sisulfiram, se ha limitado la prescripción de disulfiram entre los médicos [10], aún cuando hay evidencias que demuestran que no existe contraindicaciones absolutas de usar disulfiram en pacientes con alteraciones moderadas de pruebas hepáticas [11].

*b)* *La naltrexona*: Este es otro fármaco utilizado para la dependencia del alcohol. La naltrexona se encuentra aprobada desde 1994 por la FDA (Food Drug Administration, EE.UU.) para el tratamiento de la dependencia a alcohol. Es un antagonista de los receptores opioides y está contraindicado en pacientes con dependencia a opiáceos y en pacientes con falla hepática. La naltrexona reduce el placer que produce el consumo de alcohol y disminuye los efectos reforzantes de éste [8]. La dosis diaria de naltrexona de 50 mg/día vía oral ha sido efectiva en el tratamiento de la dependencia a alcohol en conjunto con un apoyo psicosocial. Un estudio clínico aleatorizado y controlado demostró que la naltrexona reduce el *craving* y el consumo de alcohol y disminuye en un 50% las recaídas del consumo de alcohol [7]. No se han encontrado diferencias significativas en los resultados debido al sexo [12].

Las diferencias observadas en la adherencia a la medicación con naltrexona, tienen relación con el tipo de tratamiento [7]. Se observan mejores resultados en los pacientes que recibieron entrenamiento en estrategias de prevención, comparados con los que sólo tuvieron terapia de apoyo [8]. En 2006, la FDA aprobó una formulación de naltrexona inyectable de larga duración, la que se administra una vez al mes dentro del contexto de un tratamiento que incluya terapias psicosociales. El uso de esta formulación de depósito retardada reduce las fluctuaciones en los niveles plasmáticos de naltrexona, que se asocian a los efectos colaterales. Además permite mejorar la adherencia al tratamiento y disminuye la hepatotoxicidad al evitar el efecto de primer paso hepático que tiene la formulación oral [7].

c) *El acamprosato*: el tratamiento de la dependencia alcohólica con acamprosato fue aprobado en 2004 por la FDA para su uso en pacientes que han alcanzado la abstinencia. Debido a su pobre absorción oral (con una biodisponibilidad de 11%), debe utilizarse en varias dosis diarias (dos comprimidos de 333 mg tres veces al día para sujetos mayores de 70 kg) para asegurar concentraciones plasmáticas efectivas del fármaco [7]. Clínicamente, se demostró en 16 estudios clínicos que los pacientes tratados con acamprosato obtenían el doble de efectividad en conseguir la abstinencia, respecto del uso de placebo. Un metaanálisis demostró que acamprosato fue efectivo y que los resultados del tratamiento pueden aumentar con el tiempo [8]. Sin embargo, el estudio COMBINE (Combined Pharmacotherapies and Behavioral Interventions for Alcohol Dependence) de 16 semanas de duración, multicéntrico, randomizado, placebo-control y realizado en 1.383 pacientes (recientemente abstinentes a alcohol) no demostró efectos estadísticamente significativos de acamprosato en la reducción de la tasa de consumos intensos o en el incremento de días de abstinencia [13]. Cabe señalar, que tanto el estudio COMBINE [13] como otros estudios previos [14] han demostrado que la combinación de naltrexona con acamprosato no es más efectiva que la de monoterapia con naltrexona.

d) *Otros fármacos utilizados para el tratamiento del alcoholismo:* a continuación se mencionaran fármacos que han demostrado cierta efectividad en el tratamiento del alcoholismo; sin embargo, se debe señalar que estos tratamientos no han sido aprobados por la FDA.

   d.1) *Ondansetrón:* Este fámaco es un antagonista selectivo del receptor 5-$HT_3$ (receptor ionotrópico para serotonina) y que es utilizado clínicamente en el tratamiento de la emesis en pacientes con terapia oncológica. Este fármaco ha demostrado eficacia terapéutica en pacientes con dependencia a alcohol que recibían terapia conductual.

   d.2) *Sertralina:* La sertralina es un fármaco antidepresivo, cuyo mecanismo de acción es inhibir selectivamente la recaptación de serotonina (ISRS).

Ha demostrado ser eficaz en pacientes con dependencia a alcohol no-deprimidos y cuyo alcoholismo es de menor severidad (tipo A de menor riesgo/menor severidad).

*d.3) Fluoxetina:* La fluoxetina es otro ISRS, que ha demostrado clínicamente resultados similares a la sertralina en pacientes con dependencia a alcohol tipo A.

*d.4) Tiaprida:* La tiaprida es un antagonista del receptor de dopamina $D_2$, que ha demostrado efectividad en promover la abstinencia y en reducir el consumo de alcohol.

*d.5) Olanzapina:* Este fármaco es un antipsicótico atípico o de segunda generación (ver para mayor detalle en capítulo anterior), que ha demostrado reducir el *craving* y el consumo de alcohol en pacientes con dependencia a alcohol y sin comorbilidad psiquiátrica.

*d.6) Topiramato:* Este fármaco tiene actividad anticonvulsivante y ha demostrado en pacientes alcohólicos reducir el consumo de alcohol y aumentar la tasa de abstinencia. Sin embargo, presenta una elevada frecuencia de efectos adversos.

*d.7) Carbamazepina:* Para este fármaco existe poca evidencia en la literatura, sin embargo, los pocos estudios que existen han demostraron eficacia, pero con muy baja adherencia.

*d.8) Valproato:* Este fármaco ha demostrado eficacia en reducir el consumo de alcohol en pacientes con trastorno bipolar comórbido.

*d.9) Litio:* El uso de litio en la reducción del consumo de alcohol no ha sido demostrado satisfactoriamente en la clínica, además es un fármaco con estrecho margen terapéutico y con reacciones adversas graves (Ej. Hipotiroidismo).

*d.10) Nalmefene:* como vimos en el capitulo anterior, el namelfene es un antagonista opioidérgico de larga vida media. En estudios preliminares para tratar la dependencia a alcohol, ha demostrado efectividad con menos efectos adversos que la naltrexona (en especial, la hepatotoxicidad) [8, 9].

*e) Otras líneas de investigación*

*e.1)* En torno a la reducción de la recaída y el *craving* a través del bloqueo del receptor ionotrópico de glutamato (NMDA) por memantina y neramexane.

*e.2)* Bloqueo del receptor de dopamina $D_3$: Este receptor a nivel cerebral es más abundante en el núcleo accumbens y la amígdala. Su expresión se ve aumentada en pacientes adictos y en modelos animales con dependencia a alcohol.

*e.3)* El estudio de las recaídas inducidas por estrés y su relación con los sistemas de cannabinoides y del factor liberador de corticotrofina (CRF) [15].

## MANEJO CLÍNICO DEL ABUSO Y DEPENDENCIA DE COCAÍNA

Como todas las drogas de abuso, la cocaína aumenta la neurotransmisión dopaminérgica en el circuito de la motivación. Su acción usurpa los mecanismos fisiológicos de aprendizaje y de recompensantes naturales, como la alimentación, la sed, el sexo y la crianza. La usurpación de estos mecanismos neurobiológicos esenciales para la mantención de la vida y de la especie, se realiza a través del sobreaprendizaje de estrategias que se focalizan en obtener la droga y en mantener el consumo [16].

*a) Tratamiento del síndrome de abstinencia:* Es poco frecuente la consulta a psiquiatras por síntomas de abstinencia a cocaína o a otros psicoestimulantes. En general, los pacientes consultan en servicios de urgencia o se quejan de la sintomatología del síndrome de abstinencia, como un síntoma anexo a la consulta para el tratamiento de la dependencia a cocaína y/o psicoestimulantes.

*b) Tratamiento de la dependencia de cocaína:* Las actuales recomendaciones para el tratamiento de personas con trastornos relacionados con el consumo de cocaína no indican el uso de fármacos como medida inicial, ni como tratamiento a largo plazo en pacientes dependientes a cocaína. Sólo se sugiere el empleo de la farmacoterapia en pacientes con formas más graves de dependencia o en individuos que no respondan al tratamiento psicosocial (APA, 1999). Por otro lado, se debe señalar que no existe ninguna modalidad de tratamiento psicosocial que haya demostrado una significativa superioridad respecto de las otras formas de terapia. Además, existe una alta tasa de pacientes que no responden a las terapias psicosociales.

Inicialmente, la búsqueda de tratamientos farmacológicos se centró en aquellos que fueran capaces de minimizar los síntomas físicos, psicológicos (como la ansiedad) y los deseos del consumo, que se establecen en la abstinencia a cocaína.

Respecto al mecanismo de acción de la cocaína, sabemos que esta incrementa principalmente los niveles extracelulares de dopamina y en menor medida los de noradrenalina y serotonina. Este efecto en los neurotransmisores, lo realiza a través del bloqueo de los transportadores de dopamina (DAT), noradrenalina (NET) y serotonina (SERT), localizados en la neurona presináptica.

La depresión post-consumo de cocaína y el deseo de consumo de cocaína (*craving*) observado en los pacientes, ha sido relacionado con mecanismos celulares de tolerancia a la droga, que reducen el número de receptores post-sinápticos (*downregulation*) [17]. En este sentido, los tratamientos farmacologicos se han focalizado en la restaurar la función dopaminérgica [18].

*b.1) Uso de agonistas dopaminérgicos:* En un principio, los estudios realizados con fármacos dopaminérgicos con actividad directa o indirecta, mostraron resultados esperanzadores. La bromocriptina, un agonista del receptor $D_2$ exhibió resultados iniciales alentadores, sin embargo su uso se limito por la aparición de efectos adversos gastrointestinales (náuseas, vómitos y también cefaleas). La pergolida, otro agonista dopaminérgico de los receptores $D_1$ y $D_2$, mostró resultados favorables sólo en el estudio piloto, ya que éstos no fueron replicados en estudios clínicos posteriores. La amantadina, otro agonista dopaminérgico indirecto que incrementa los niveles extracelulares de dopamina, tampoco mostro resultados clínicamente favorables [18]. Por lo tanto, se ha establecido en la literatura que los fármacos agonistas dopaminérgicos (directos e indirectos) son ineficaces en el tratamiento de la dependencia a la cocaína [17, 19]. Otros psicoestimulantes como metilfenidato, anfetamina, dextroanfetamina y modafinilo, no han demostrado consistentemente su efectividad en estudios clínicos a mayor escala [20].

Otro agente dopaminérgico indirecto (inhibidor de la dopamina β-hidroxilasa), como el disulfiram, será abordado en el apartado en que revisaremos el manejo de la comorbilidad adictiva del alcohol y la cocaína.

*b.2) Uso de antagonistas dopaminérgicos:* La mayoría de los antipsicóticos clásicos o de primera generación (típicos) poseen como mecanismo de acción el bloqueo de los receptores para dopamina. Sin embargo, en los últimos años surgieron nuevos fármacos, cuyo mecanismo de acción es diferente, estableciéndose una nueva familia de antipsicóticos atípicos o de segunda generación (ver capítulo anterior para detalle de la farmacodinamia de los antipsicóticos). Los antipsicóticos han sido candidatos para el tratamiento de la adicción a la cocaína por su habilidad de contrarrestar el incremento de la actividad dopaminérgica. Sin embargo, el consumo crónico de cocaína, como ya se señalo anteriormente, provoca una reducción del tono dopaminérgico que probablemente este relacionado con el deterioro de la función hedónica y con el incremento del deseo, que tiene relación con el mantenimiento de la conducta adictiva.

Pese a que algunos estudios iniciales parecían prometedores, el mecanismo propuesto poseía la desventaja de que al reducir la actividad del sistema dopaminérgico, se inhibían las experiencias producidas por los recompensantes naturales. Esto llevo a un bajo cumplimiento terapéutico, independiente de su eventual efectividad. En este sentido, Amato y cols. demostraron en un meta-análisis, que no existe evidencia significativa que apoyen el uso de antipsicóticos para el tratamiento de la dependencia de la cocaína [21]. Sin embargo, el escaso número de participantes (n=293) de un total de siete estudios no permite establecer conclusiones categóricas al respecto.

*b.3) Otras estrategias dopaminérgicas para el manejo de la dependencia de cocaína:* Dado que el empleo de agonistas dopaminérgicos para reducir el consumo cocaína es inefectivo, se han desarrollado otros enfoques de tratamiento basados en una mejor comprensión de los mecanismos involucrados en el consumo crónico de esta droga. El aripiprazol, es un fármaco agonista parcial del receptor $D_2$, antagonista del receptor de serotonina 5-$HT_{2A}$ y agonista parcial de los receptores 5-$HT_{1A}$ y 5-$HT_{2C}$. Su uso clínico actual es como antipsicótico atípico, sin embargo esta actualmente siendo evaluado en un estudio preclínico para el manejo de la dependencia de la cocaína, ya que ha demostrado reducir la conducta de la autoadministración de cocaína. En la literatura se ha establecido que los multiples mecanismos de acción de Aripiprazol, son responsables de su efectividad preclínica, a través de reducir las propiedades reforzadoras positivas de la cocaína [22]. Como vimos en el capítulo anterior, otro blanco terapéutico estudiado en la dependencia a cocaína, es el receptor $D_3$. El ropinirol, un agonista del receptor $D_3$, con menor selectividad agonista para los receptores $D_2$ y $D_4$, se utiliza clínicamente para el tratamiento de la enfermedad de Parkinson y del síndrome de las Piernas Inquietas. Recientemente se ha llevado a cabo un estudio piloto para la dependencia a la cocaína con resultados alentadores [23].

Al igual que en el tratamiento de la dependencia de alcohol, se ha estudiado al ondansetron en la dependencia a cocaína. Este fármaco ha mostrado resultados alentadores en un estudio clínico piloto, aleatorizado, doble-ciego y controlado, de diez semanas de duración, en el que además de ser efectivo en reducir el uso de cocaína, logró buenos resultados de adherencia al tratamiento [24].

b.4) *Uso de medicaciones que actúan a través de neurotransmisión glutamatérgica o GABAérgica:* Desde el punto de vista neurobiológico, el objetivo de modular la neurotransmisión glutamatérgica y GABAérgica, se basa en que los circuitos neuronales que proyectan desde la corteza prefrontal hasta el núcleo accumbens son de naturaleza glutamatérgica, mientras las que van desde el núcleo accumbens al pálido ventral son GABAérgicas [16]. Desde el punto de vista clínico, regular la neurotransmisión glutamatérgica (excitatoria), así como la GABAérgica (inhibitoria), es riesgoso debido a la multiplicidad de procesos neurobiológicos en los que participan. Tanto la sobrestimulación como la subestimulación pueden provocar la muerte en el paciente, ya sea por la depresión del SNC o por la generación de convulsiones.

Se han ensayado a través de estudios clínicos, fármacos que aumentan la disponibilidad de glutamato con resultados preliminares satisfactorios (N-acetil-cisteína y Modafinilo). Por otro lado, se encuentran en etapas muy iniciales de evaluación preclínica de la D-cicloserina y la Ampakina. La primera regularía alostérica el receptor glutamatérgico ionotrópico NMDA, mientras que la segunda al receptor glutamatérgico ionotrópico AMPA [16]. También se han realizado estudios clínicos con la memantina, un antagonista no competitivo del receptor NMDA, con baja a moderada afinidad [25]. Este medicamento está aprobado por la FDA para el tratamiento de la enfermedad de Alzheimer moderada a grave.

A nivel GABAérgico se han estudiado los siguientes blancos farmacologicos:

- Regulación de la liberación de dopamina, a través de la estimulación del receptor pre-sinápticos GABA-B (receptor metabotrópico inhibitorio). Un agonista selectivo de este receptor es el baclofeno [26].
- Fármacos que regulan la síntesis o degradación de GABA. Por ejemplo, fármacos usados en la epilepsia como vigabatrina, tiagabina, ácido valproico, topiramato y gabapentina [16, 26].
- Fármacos peptidérgicos que regulan la liberación de GABA en la sinapsis. Por ejemplo, neurotensina, sustancia P, dinorfina y encefalinas [16].

De las medicaciones descritas, sólo han sido evaluados extensivamente los fármacos anticonvulsivantes.

*b.5) Anticonvulsivantes para la dependencia de la cocaína:* un reciente metaanálisis que incluyó 15 estudios clínicos (N=1066), revisó los ensayos publicados con los siguientes anticonvulsivantes: carbamazepina, tiagabina, gabapentina, lamotrigina, topiramato, ácido valproico y fenitoína. En dicho análisis no se encontraron evidencias que apoyen el uso de medicaciones anticonvulsivantes para el manejo de la dependencia de la cocaína [27], a excepción de la carbamazepina [28]. Para la mayoría de los fármacos anticonvulsivantes estudiados, la evidencia clínica es muy limitada, principalmente por el escaso número de pacientes en cada uno de los ensayos conducidos [27].

*b.6) Uso de antidepresivos para la dependencia de la cocaína:* Como se mencionó anteriormente, el consumo crónico de cocaína lleva a una *down-regulation* en los diversos sistemas de neurotransmisores monoaminérgicos. Esta regulación a la baja en el número de receptores, puede llevar a síntomas de depresión post-consumo y a *craving*. Se han publicado dos meta-análisis (N=1304) que han evaluado el uso de antidepresivos para el tratamiento de la dependencia de la cocaína. Ambos muestran que los antidepresivos no son efectivos en reducir el consumo de cocaína. En estos estudios se evaluó la desipramina (14 estudios), la fluoxetina (dos estudios), la ritanserina, la gepirona (ansiolítico), el bupropion y la imipramina [17, 29].

*b.7) La comorbilidad adictiva de cocaína y alcohol y el renacer del disulfiram:* Como se vio anteriormente, el disulfiram, además de inhibir a la enzima aldehido-deshidrogenasa, tiene la capacidad de inhibir a la enzima dopamina-beta-hidroxilasa, la cual convierte la dopamina en noradrenalina. Por otro lado, se ha determinado que el disulfiram impide el metabolismo de la cocaína mediante la inhibición de las carboxilesterasas (plasmáticas y microsomales) y de la colinesterasa (plasmática), aumentando las concentraciones plasmáticas de cocaína y, por ende, aumentando su vida media de eliminación. Este aumento en las concentraciones plasmáticas de cocaína puede incrementar los efectos aversivos de la droga, como la ansiedad, la paranoia y la respuesta cardiovascular [30]. La base racional del uso de disulfiram en pacientes con consumo de cocaína se debió a las altas tasas de dependencia de alcohol que se observaban en pacientes con dependencia a cocaína (sobre el 60%) [31, 32]. Por otro lado, se esperaba que al reducir el uso concomitante de alcohol se redujese también el consumo de cocaína por reducción de la exposición a ésta, disminuyendo además la exposición a cocaetileno, un metabolito común y farmacológicamente activo que deriva de la transesterificación de la cocaína y el alcohol cuando se usan en conjunto [33]. Se ha postulado que el cocaetileno, tendría efectos similares a los de la cocaína, pero más prolongados, sugiriéndose que este efecto, por lo menos en parte, podría dar cuenta de los motivos que llevan a muchos consumidores crónicos de cocaína a asociar el consumo de ésta con alcohol, incrementando la duración de los efectos de la cocaína [33].

*El estudio CREST, un modelo para el ensayo de múltiples sustancias para el manejo de una condición*

El estudio denominado *Cocaine Rapid Efficacy Screening Trial* (CREST) fue realizado por el National Institute on Drug Abuse (NIDA), que buscó desarrollar estudios piloto sistemáticos que evaluasen un amplio rango de medicamentos y de clases farmacológicas que pudiesen ser de utilidad para el tratamiento de la dependencia de cocaína [34]._El proyecto fue realizado en varios centros de Estados Unidos (Boston, Cincinnati, Los Angeles y Nueva York) dentro de un período de cinco años. En el primer estudio se ensayaron contra placebo pentoxifilina (un inhibidor de la fosfodiesterasa), riluzole (un inhibidor de la liberación de glutamato) y paroxetina (ISRS). Mientras que en un segundo estudio se ensayaron el pramipexole (agonista dopaminérgico) y la venlafaxina (antidepresivo dual). En ambos estudios no se demostraron efectividad en ninguno de los fármacos estudiados [35].

En los estudios de Cincinnati, donde se evaluaron contra placebo la reserpina (antihipertensivo), la gabapentina (anticonvulsivante), lamotrigina (anticonvulsivante), la tiagabina (anticonvulsivante), la sertralina (antidepresivo ISRS) y el donepezilo (inhibidor de la colinesterasa), no se encontraron diferencias estadísticamente significativas respecto a reserpina, sin embargo algunos datos sugieren algún cierto beneficio en la reducción del consumo de cocaína con la tiagabia y la sertralina [36]. El grupo de estudio de Los Ángeles, evaluó contra placebo a la hidergina, la mezcla levodopa/carbidopa y a la cabergolina contra placebo. Solo se encontraron efectos favorables en la dependencia a cocaína en el grupo tratado con cabergolina [37]. En resumen, el estudio clínico CREST solo demostró resultados favorables contra placebo, para reserpina y cabergolina, mientras que se observaron beneficios parciales con tiagabina y sertralina [36].

## MANEJO CLÍNICO DE LA DEPENDENCIA A MARIHUANA

La marihuana es la sustancia ilícita más comúnmente usada tanto en Estados Unidos [38] como en Chile (CONACE, 2004). Una de las dificultades en el estudio de la dependencia de marihuana es la creencia muy arraigada en la población respecto al abuso o dependencia que ésta produce. Por una parte, existe un convencimiento generalizado de que el abuso de marihuana rara vez ocurre (como un fenómeno primario) y que solo es observado en la dependencia de alcohol o de otras sustancias de abuso. Además, se cree que la marihuana no provoca el síndrome de dependencia. Ambas creencias han sido ampliamente debatidas y existe poderosa evidencia en contra de ellas desde hace casi 30 años [38].

Los primeros estudios clínicos que mostraron algún beneficio de la farmacoterapia sobre el consumo de marihuana, fue llevado a cabo en pacientes alcohólicos deprimidos que recibían fluoxetina o placebo. En estos pacientes se encontró una reducción en el consumo de marihuana, cuando se comparo con el respectivo grupo placebo [38-40].

En otro estudio clínico, se han evaluado contra placebo la efectividad de un agonista cannabinoide de acción lenta $(THC)_{oral}$ y de un estabilizador del ánimo, el anticonvulsivante GABAérgico divalproato, ambos comparados contra un placebo. Los pacientes que utilizaron $THC_{oral}$ obtuvieron importantes beneficios tanto en reducir la sintomatología del síndrome de abstinencia, como en reducir el deseo del consumo de marihuana y el número de veces en que el paciente buscaba comida (efecto secundario). Mientras, que en el grupo de pacientes que utilizó divalproato, se redujo el deseo del consumo de marihuana, pero hubo un empeoramiento de los síntomas del síndrome de abstinencia. Además, se observo en el grupo divalproato un empeoramiento del ánimo, problemas de sueño y mayor número de ingesta de comida [41-43].

En resumen, no existen aún terapias farmacológicas de eficacia probada para la dependencia de marihuana. Se postula actualmente la posibilidad de ensayar con agonistas cannabinoides, de preferencia administrados por vía oral y de acción prolongada, para tratar la dependencia y prolongar la abstinencia.

# NUEVOS AVANCES EN EL TRATAMIENTO DE LA ADICCIÓN

## Farmacogenómica

La Farmacogenética es el estudio de las diferencias interindividuales determinadas genéticamente en respuesta al tratamiento farmacológico de enfermedades específicas [44]. En este sentido, el estudio genético y farmacogenómico de las adicciones presenta un campo promisorio. Por ejemplo, en el alcoholismo, el rol de los factores genéticos es de gran importancia, ya que estudios realizados en gemelos e hijos de padres alcohólicos, se evidencio que existe un riesgo aumentado de desarrollar problemas de consumo de alcohol. En este sentido, se han encontrado una serie de marcadores endofenotípicos que tienen un valor predictivo del riesgo de desarrollar alcoholismo. Estos marcadores son: La alta tolerancia al alcohol y su baja respuesta, y las diferencias étnicas respecto a los efectos colaterales del alcohol. Por otro lado, se han identificado ciertos marcadores electroencefalográficos (potenciales evocados) que predicen el riesgo de desarrollo de la dependencia frente a la exposición al consumo de alcohol [45].

Se han hallado relaciones entre el desarrollo de alcoholismo y ciertas formas alélicas del receptor de dopamina $D_4$, de receptores opioides y de genes reguladores del glutamato. También se han encontrado asociaciones similares tanto en el desarrollo de dependencia, como en las respuestas a terapias farmacológicas en pacientes que presentan mutaciones en genes que favorecen la dependencia a nicotina, anfetaminas, cocaína, opiáceos y a otras sustancias [45].

## Vacunas

El uso de vacunas conjugadas con drogas se basa en la teoría de la unión a anticuerpos, que plantea que éstas pueden producir la elevación de anticuerpos específicos del tipo IgG. Estas biomoléculas pueden unirse a las moléculas de las drogas previniendo el acceso de éstas al cerebro y por tanto reduciendo los efectos placenteros y reforzadores de dichas sustancias. En el año 2008, comenzaron los estudios clínicos con vacunas específicas para el tratamiento de abuso de drogas. Desde esta fecha, existen estudios de Fase I y Fase II de vacunas para la nicotina con el transportador de la toxina b del cólera (TA-NIC). A su vez, también han comenzado estudios de Fase I, Fase IIa y Fase IIb, para tratar la adicción a cocaína con vacunas con el transportador de la toxina b del cólera (TA-CD). Por otro lado, estudios Fase I y Fase II con el transportador de la exoproteína A de pseudomona han sido prometedores para la nicotina (NicVax) y con transportador de partícula de tipo viral para nicotina (NicQb). Los estudios iniciales con las tres vacunas para nicotina fueron bien toleradas en estudios de Fase I y no hay evidencia de reactividad cruzada con otros neurotransmisores endógenos, ni otras moléculas de señales. En estudios clínicos en humanos se ha encontrado una alta correlación entre sujetos que pudieron dejar de fumar con altas respuestas de anticuerpos.

Por otra parte, los estudios iniciales en animales con la vacuna para cocaína muestran una buena inhibición de la actividad locomotora inducida por cocaína y la reinstalación de la autoadministración de cocaína. Este último efecto es el que particularmente puede tener más interés en seres humanos. Actualmente se están diseñando vacunas para fenciclidina, metaanfetamina, heroína y morfina [46].

## BIBLIOGRAFÍA

1. Kleber, H.D., et al., Treatment of patients with substance use disorders, second edition. American Psychiatric Association. Am J Psychiatry, 2006. 163(8 Suppl): p. 5-82.
2. Aguilera, L., Complicaciones neurológicas de enfermedades sistémicas. Manual de neurología clínica ed. Mediterráneo. 1997, Santiago: D. Galdames (Ed.). 345-347.
3. Mayo-Smith, M.F., et al., Management of alcohol withdrawal delirium. An evidence-based practice guideline. Arch Intern Med, 2004. 164(13): p. 1405-12.
4. Seijas, D., Dependencias de sustancias psicoactivas. Psiquiatría clínica Sociedad de Neurología, Psiquiatría y Neurocirugía, ed. A.H. (Ed.). 2000, Santiago, Chile. 253-259.
5. Guardia, J., et al., Alcoholismo. Guías Clínicas Basadas en la Evidencia Científica. 2007, http://socidrogalcohol.psiquiatria.com/documentos/guia_
6. Soyka, M., et al., World Federation of Societies of Biological Psychiatry (WFSBP) Guidelines for Biological Treatment of Substance Use and Related Disorders, Part 1: Alcoholism. World J Biol Psychiatry, 2008. 9(1): p. 6-23.
7. Swift, R., Emerging approaches to managing alcohol dependence. American Journal of Health-System Pharmacy, 2007. 64(3): p. S12-S22.
8. Kiefer, F. and K. Mann, New achievements and pharmacotherapeutic approaches in the treatment of alcohol dependence. Eur J Pharmacol, 2005. 526(1-3): p. 163-71.
9. Garbutt, J.C., et al., Pharmacological treatment of alcohol dependence: a review of the evidence. JAMA, 1999. 281(14): p. 1318-25.
10. Saxon, A.J. and D. McCarty, Challenges in the adoption of new pharmacotherapeutics for addiction to alcohol and other drugs. Pharmacol Ther, 2005. 108(1): p. 119-28.
11. Saxon, A.J., et al., Disulfiram use in patients with abnormal liver function test results. J Clin Psychiatry, 1998. 59(6): p. 313-6.
12. Baros, A.M., P.K. Latham, and R.F. Anton, Naltrexone and cognitive behavioral therapy for the treatment of alcohol dependence: do sex differences exist? Alcohol Clin Exp Res, 2008. 32(5): p. 771-6.
13. Anton, R.F., et al., Combined pharmacotherapies and behavioral interventions for alcohol dependence: the COMBINE study: a randomized controlled trial. JAMA, 2006. 295(17): p. 2003-17.
14. Stromberg, M.F., et al., Effect of acamprosate and naltrexone, alone or in combination, on ethanol consumption. Alcohol, 2001. 23(2): p. 109-16.

15. Spanagel, R. and F. Kiefer, Drugs for relapse prevention of alcoholism: ten years of progress. Trends Pharmacol Sci, 2008. 29(3): p. 109-15.
16. Kalivas, P.W., Neurobiology of cocaine addiction: implications for new pharmacotherapy. Am J Addict, 2007. 16(2): p. 71-8.
17. Silva de Lima, M., et al., Pharmacological treatment of cocaine dependence. A systematic review. Addiction, 2002. 97: p. 931-949.
18. Levin, F.R., A. Bisaga, and H.D. Kleber, Los tratamientos farmacológicos para el abuso de sustancias: presentes y prometedores. Psiquiatría y Salud Integral, 2002. 2(1): p. 35-45.
19. Soares, B., et al., Dopamine agonists for cocaine dependence (Review). Cochrane Database of Systematic Reviews, ed. I. 1. 2009.
20. Grabowski, J., et al., Agonist-like, replacement pharmacotherapy for stimulant abuse and dependence. Addict Behav, 2004. 29(7): p. 1439-64.
21. Amato, L., et al., Antipsychotic medications for cocaine dependence. Cochrane Database Syst Rev, 2007(3): p. CD006306.
22. Sorensen, G., et al., Aripiprazole blocks acute self-administration of cocaine and is not self-administered in mice. Psychopharmacology (Berl), 2008. 199(1): p. 37-46.
23. Meini, M., et al., A pilot open-label trial of ropinirole for cocaine dependence. Am J Addict, 2008. 17(2): p. 165-6.
24. Preti, A., New developments in the pharmacotherapy of cocaine abuse. Addict Biol, 2007. 12(2): p. 133-51.
25. Gorelick, D.A., E.L. Gardner, and Z.X. Xi, Agents in development for the management of cocaine abuse. Drugs, 2004. 64(14): p. 1547-73.
26. Sofuoglu, M. and T.R. Kosten, Novel approaches to the treatment of cocaine addiction. CNS Drugs, 2005. 19(1): p. 13-25.
27. Minozzi, S., et al., Anticonvulsants for cocaine dependence. Cochrane Database Syst Rev, 2008(2): p. CD006754.
28. Lima, A.R., et al., Carbamazepine for cocaine dependence. Cochrane Database Syst Rev, 2000(2): p. CD002023.
29. Batki, S.L., Review: antidepressants are not effective for cocaine dependence. Evid Based Ment Health, 2002. 5(3): p. 82-3.
30. Pettinati, H.M., et al., A double blind, placebo-controlled trial that combines disulfiram and naltrexone for treating co-occurring cocaine and alcohol dependence. Addict Behav, 2008. 33(5): p. 651-67.
31. Carroll, K.M., et al., Efficacy of disulfiram and cognitive behavior therapy in cocaine-dependent outpatients: a randomized placebo-controlled trial. Arch Gen Psychiatry, 2004. 61(3): p. 264-72.

32. Pettinati, H.M., et al., Gender differences with high-dose naltrexone in patients with co-occurring cocaine and alcohol dependence. J Subst Abuse Treat, 2008. 34(4): p. 378-90.

33. Grassi, M.C., et al., Short-term efficacy of Disulfiram or Naltrexone in reducing positive urinalysis for both cocaine and cocaethylene in cocaine abusers: a pilot study. Pharmacol Res, 2007. 55(2): p. 117-21.

34. Leiderman, D.B., et al., Cocaine Rapid Efficacy Screening Trial (CREST): a paradigm for the controlled evaluation of candidate medications for cocaine dependence. Addiction, 2005. 100 Suppl 1: p. 1-11.

35. Ciraulo, D.A., et al., Efficacy screening trials of paroxetine, pentoxifylline, riluzole, pramipexole and venlafaxine in cocaine dependence. Addiction, 2005. 100 Suppl 1: p. 12-22.

36. Kampman, K.M., et al., Cocaine Rapid Efficacy Screening Trials (CREST): lessons learned. Addiction, 2005. 100 Suppl 1: p. 102-10.

37. Shoptaw, S., et al., Randomized controlled pilot trial of cabergoline, hydergine and levodopa/carbidopa: Los Angeles Cocaine Rapid Efficacy Screening Trial (CREST). Addiction, 2005. 100 Suppl 1: p. 78-90.

38. McRae, A.L., A.J. Budney, and K.T. Brady, Treatment of marijuana dependence: a review of the literature. J Subst Abuse Treat, 2003. 24(4): p. 369-76.

39. Haney, M., et al., Bupropion SR worsens mood during marijuana withdrawal in humans. Psychopharmacology (Berl), 2001. 155(2): p. 171-9.

40. Haney, M., et al., Nefazodone decreases anxiety during marijuana withdrawal in humans. Psychopharmacology (Berl), 2003. 165(2): p. 157-65.

41. Haney, M., et al., Marijuana withdrawal in humans: effects of oral THC or divalproex. Neuropsychopharmacology, 2004. 29(1): p. 158-70.

42. Levin, F.R. and H.D. Kleber, Use of dronabinol for cannabis dependence: two case reports and review. Am J Addict, 2008. 17(2): p. 161-4.

43. Lozano, B.E., R.S. Stephens, and R.A. Roffman, Abstinence and moderate use goals in the treatment of marijuana dependence. Addiction, 2006. 101(11): p. 1589-97.

44. Haile, C.N., T.A. Kosten, and T.R. Kosten, Pharmacogenetic treatments for drug addiction: alcohol and opiates. Am J Drug Alcohol Abuse, 2008. 34(4): p. 355-81.

45. Silva, H., Investigaciòn farmacogenómica en adicciones. Genética y farmacogenómica en psiquiatría. ed. C. C. 2007, Santiago, Chile: H. Silva. 81-99.

46. Orson, F.M., et al., Substance abuse vaccines. Ann N Y Acad Sci, 2008. 1141: p. 257-69.